护佑心灵之窗

常见眼科疾病的防治

吴国强 关 静 董 琦 ◎ 主编

中国纺织出版社有限公司

图书在版编目（CIP）数据

护佑心灵之窗：常见眼科疾病的防治 / 吴国强，关静，董琦主编 . -- 北京：中国纺织出版社有限公司，2025. 6. -- ISBN 978-7-5229-2802-9

I. R771

中国国家版本馆CIP数据核字第2025DB9752号

责任编辑：范红梅　　责任校对：王蕙莹　　责任印制：王艳丽

中国纺织出版社有限公司出版发行
地址：北京市朝阳区百子湾东里 A407 号楼　邮政编码：100124
销售电话：010—67004422　传真：010—87155801
http://www.c-textilep.com
中国纺织出版社天猫旗舰店
官方微博 http://weibo.com/2119887771
天津千鹤文化传播有限公司印刷　各地新华书店经销
2025 年 6 月第 1 版第 1 次印刷
开本：710×1000　1/16　印张：14.5
字数：200 千字　定价：68.00 元

凡购本书，如有缺页、倒页、脱页，由本社图书营销中心调换

编委会

主　编：吴国强　关　静　董　琦
副主编：张　蕾　雒　雪　田一虹
　　　　李　军　李　辰　杨　侃
编　委：朱小娟　蒋　蕾　刘　辉
　　　　袁贤斌　雍　昱　李　媛
　　　　雍焱隽　段恒麟

前言

眼睛不仅是感知外界信息的重要器官，还是情感交流、艺术欣赏与文化传承的载体，被誉为"心灵之窗"。然而，随着现代生活节奏的加快、电子产品的普及以及环境因素的复杂化，眼科疾病的发生率逐年攀升，严重威胁着人们的健康和生活质量。面对这一挑战，中医以其独特的理论体系、丰富的临床经验和深厚的文化底蕴，为我们提供了防治眼科疾病的宝贵智慧。

中医眼科历史悠久，源远流长。早在《黄帝内经》中，就有关于眼部生理病理的论述。历经千年的发展，中医眼科逐渐形成了一套以整体观念为指导，辨证施治为核心，内外兼治为手段的防治体系。它不仅关注眼睛局部的症状，更重视人体内部脏腑功能、气血津液与眼睛之间的密切联系，强调"目为肝之窍""五脏六腑之精气皆上注于目而为之精"的整体观念。

《护佑心灵之窗：常见眼科疾病的防治》旨在深入挖掘中医眼科的精髓，结合现代医学的研究成果，为读者提供一套全面、实用、科学的眼科疾病防治指南。具体包括以下内容：近视、干眼症、白内障、青光眼、玻璃体混浊、视网膜静脉阻塞、糖尿病视网膜病变、高度近视视网膜病变、获得性麻痹性斜视、老视。书中为每种疾病提供了多种治疗方法，包括中药内服、针灸、推拿、拔罐、刮痧、食疗等。这些方法既可用于疾病的预防，也可用于疾病的治疗和康复，体现了中医"治未病"的思想和"简、便、廉、验"的特点。

此外，本书还强调了日常护眼的重要性。我们深知，眼睛的健康不仅依赖于有效的治疗，更离不开良好的生活习惯和用眼卫生。因此，书中专门设置了每种眼病的预防和保健，为读者提供了简单易行的护眼方法和建议，如合理用眼、科学饮食、眼部锻炼等，旨在帮助读者在日常生活中更好地保护眼睛，预防眼科疾病的发生。

值得一提的是，中医眼科的防治理念与现代医学并不冲突，而是相辅相成的。本书在介绍中医防治方法的同时，也积极倡导中西医结合的综合治疗模式，鼓励读者在寻求专业医疗帮助时，能够综合考虑各种治疗手段的优势，制订出最适合自己的个性化治疗方案。

编者

2025年2月

目录

第一章　近　视 ……………………………………………… 01
　第一节　近视的基础知识 ………………………………… 02
　第二节　近视的表现 ……………………………………… 06
　第三节　近视怎么治疗 …………………………………… 09
　第四节　近视的预防和保健 ……………………………… 46

第二章　干眼症 ……………………………………………… 49
　第一节　干眼症的基础知识 ……………………………… 50
　第二节　干眼症怎么诊断 ………………………………… 54
　第三节　干眼症怎么治疗 ………………………………… 60
　第四节　干眼症的预防和保健 …………………………… 66

第三章　白内障 ……………………………………………… 69
　第一节　白内障的基础知识 ……………………………… 70
　第二节　白内障怎么诊断 ………………………………… 75
　第三节　白内障怎么治疗 ………………………………… 83
　第四节　白内障的预防和保健 …………………………… 86

第四章　青光眼 ……………………………………………… 101
　第一节　青光眼的基础知识 ……………………………… 102
　第二节　青光眼需要做哪些检查 ………………………… 108
　第三节　青光眼怎么治疗 ………………………………… 115
　第四节　青光眼的预防和保健 …………………………… 120

第五章　玻璃体混浊……………………………… 129
第一节　玻璃体混浊的基础知识………………………… 130
第二节　玻璃体混浊怎么诊断…………………………… 134
第三节　玻璃体混浊怎么治疗…………………………… 138
第四节　玻璃体混浊预防和保健………………………… 141

第六章　视网膜静脉阻塞…………………………… 143
第一节　视网膜静脉阻塞的基础知识…………………… 144
第二节　视网膜静脉阻塞怎么诊断……………………… 146
第三节　视网膜静脉阻塞怎么治疗……………………… 149
第四节　视网膜静脉阻塞预防和保健…………………… 154

第七章　糖尿病视网膜病变………………………… 157
第一节　糖尿病视网膜病变的基础知识………………… 158
第二节　糖尿病视网膜病变怎么诊断…………………… 159
第三节　糖尿病视网膜病变怎么治疗…………………… 164
第四节　糖尿病视网膜病变预防和保健………………… 170

第八章　高度近视视网膜病变……………………… 173
第一节　高度近视视网膜病变的基础知识……………… 174
第二节　高度近视视网膜病变怎么诊断………………… 176
第三节　高度近视视网膜病变怎么治疗………………… 180
第四节　高度近视视网膜病变的预防和保健…………… 184

第九章　获得性麻痹性斜视………………………… 187
第一节　获得性麻痹性斜视的基础知识………………… 188

第二节　获得性麻痹性斜视怎么诊断……………………… 192
　第三节　获得性麻痹性斜视怎么治疗……………………… 195
　第四节　获得性麻痹性斜视预防和保健…………………… 202

第十章　老　视……………………………………………… **203**
　第一节　老视的基础知识…………………………………… 204
　第二节　老视怎么诊断……………………………………… 206
　第三节　老视怎么治疗……………………………………… 208
　第四节　老视预防和保健…………………………………… 218

参考文献……………………………………………………… **220**

第一章

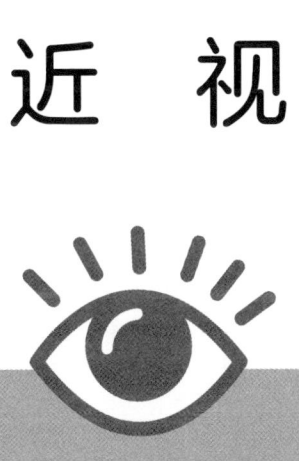

近 视

第一节 近视的基础知识

眼是重要的感觉器官之一，视神经是第Ⅱ对脑神经，80%以上的外界信息通过视觉而获得。近视眼是眼科屈光不正最常见病症中的重要类型，我国人群患病率约为33%。600度以上并伴有眼底改变的病理性近视眼，患病率在1%左右。其病理形态学的改变如巩膜变薄、胶原异常的复杂机制是谜中之谜，临床可并发后巩膜葡萄肿、视网膜脉络膜病变，包括视网膜脱离及黄斑出血、变性等。

显而易见，近视特别是高度近视或病理性近视的防治有着极其重要的意义。但在发病机制及防治上，众多学者一直为近视眼的临床防治和基础研究而努力，但是还没有找到揭开近视之谜的理想"钥匙"。在科学探索不断进步的今天，近视眼仍被认为是眼科最突出的未解难题之一。在我国，人们对解决近视眼的需求非常迫切，使近视眼已不仅是医学问题，更成为引起广泛关切的社会问题。

一、眼球的结构

人的眼睛是一个球形结构。从前到后依次主要有角膜、巩膜、虹膜、晶状体、玻璃体、视网膜等重要结构，眼球的后部穿出一根视神经延续到大脑中枢，形成高级视觉。这样的结构承担着我们对外界事物的视觉感知。如果把眼睛想象成一架照相机的话，眼睛的角膜、晶状体、眼球前后径长度（眼轴长度）在一起组成的屈光系统就是照相机的镜头，基本呈现全透明状态，主管对光线的折射和汇聚，使进入眼睛的光线能精准地聚焦在视网膜上，形成清晰的图像。眼底的视网膜相当于传统照相机的胶卷底片，相当于数码相机的电荷耦合器件（charge-coupled device，CCD），接收图像信息，然后传递给视神经和更高级的大脑视皮质。视觉神经系统承担着对视网膜上接收到的光线图形的感知和分析，形成人们有意识的视觉。因此，视觉是一种非常复杂又神奇的功能，既依靠眼球的屈光系统获得清晰的图像，又依赖视觉神经系统进行整合分析。

近视的主要问题就出在眼球的屈光系统。照相机的镜头对光线的折射能力异常时，视网膜上就不能获得清晰图像，也就没有清晰视觉了。因此，近视、远视、散光等聚焦能力出现的光学问题，在医学上称为屈光不正。

组成屈光系统最主要的两个结构是角膜和晶状体。角膜在眼球的最表面，是一层仅 0.5mm 厚轻微隆起的透明组织，因为富含神经末梢，非常敏感，一旦碰伤了就无法睁眼且流泪不止。角膜的位置就在俗称"眼黑"的表面，但"眼黑"其实是在角膜后一定距离的虹膜。虹膜的颜色因种族各不相同，黄种人通常是深褐色。虹膜的中央有个可以收缩放大的小孔，这就是瞳孔，相当于照相机的光圈，控制着进入眼睛内部的光通量。在暗的环境下，瞳孔会自动放大，亮处会自动缩小，对着镜子就可以轻易地观察到这个现象。瞳孔后面是一枚透明的纺锤形的晶状体，晶状体有一定的弹性，由一圈 360° 分布的悬韧带固定在眼内，就像吊床一样，可以通过肌肉的收缩来改变它的形状和位置，调节屈光系统的聚焦能力。在看近处物体时，把焦点移至近处，使近处的物体也能清晰成像在视网膜上，看远处时调节功能自然放松。看近时调节功能在不经意间就启动了，就像照相机的全自动对焦功能。话说瞳孔里面是真的黑呢！因为后面是个巨大的暗室——玻璃体腔。玻璃体位于玻璃体腔内，周围有富含色素的脉络膜包裹着视网膜，不让外界的光线对照相机的成像形成干扰。从瞳孔进入眼睛的光线穿过玻璃体投射到视网膜上，激活感光细胞，形成光冲动。所以，当玻璃体随着年纪增长时出现混浊时，我们就能感受到黑点飘动，这其实就是玻璃体里的混浊物在视网膜上形成的影子。当眼球的大小发生异常，比如眼球长得过大，光线不能精准地聚焦到视网膜的位置上，就无法形成清晰的视觉，这就是近视眼的状态。

二、各年龄段人群的正常视力和屈光发育基本规律

从出生后直到青少年期间，人的身体都在生长发育，身高长高，体重变重，眼球也是在发育的。几乎所有的婴儿出生时都是远视眼（光线聚焦在视网膜后方），随着眼轴变长，光线落在视网膜上，发育为"正视眼"。出生时眼轴约 16mm，6 岁时达到 22mm，7~12 岁每年增长 0.15~0.2mm，成年人眼轴为 23~24mm。

眼睛视网膜上视力最敏锐处为黄斑，在婴儿出生后4个月发育完成。此时的婴儿视力为0.02~0.05；1岁后，能辨别物体大小、形状，视力为0.2~0.3；3岁时，视力为0.6~0.7，屈光度大约为+2.50D；5岁时大约为0.8，屈光度为+2.00D；6岁以后视力即可达到1.0，屈光度约+1.50D；8岁屈光度约+1.00D。如果家长发现孩子视力未达标，或双眼视力差异大于0.1，一定要引起重视，及时带孩子至医院就诊。

随着年龄增长，眼睛的调节功能逐渐下降，大约在40岁出现近距离工作困难，这就是我们常说的"老花"，必要时需要视近矫正。

三、近视眼的定义

眼球就像全自动照相机，通过屈光系统的折射把外界物体聚焦成像到视网膜，然后由神经把图像传输到大脑，让我们感知到清晰而丰富多彩的大千世界。然而，不是所有的眼球都能够精准聚焦，这和照相机镜头没有调准是一个道理。屈光不正分为三种类型：近视、远视和散光。

医学上，近视的定义为：在调节静止状态下，外界平行光线（5m以外）经眼球屈光系统后聚焦点位于视网膜前。也就是说眼球的远点（与视网膜发生共轭关系的空间物点）不在无穷远处，而是位于眼前一定距离处；近视度数越高，远点离眼球的距离越近。因此，近视最常见症状是看远不清晰、必须凑近才能看清。近视的屈光矫正是采用凹透镜，无穷远处的平行光线经凹透镜折射后形成发散光线，其像点与近视眼的远点一致，从而使得光线聚焦到视网膜，即矫正了近视。

四、近视产生的原因

近视是一种非常常见的现象，在中国近视患者已近5亿。那发生近视的原因是什么？引起近视的原因很复杂，近视的发生机制至今还没有搞清楚，下面我们就从先天因素和后天因素两个方面来谈谈近视发生的原因。

有的儿童在学龄前就发生了近视，更有甚者，3~4岁就发现视力不好，到医院检查为高度近视。这种近视发生的原因主要和先天因素有关，换句话说，他先天的眼球构造就容易发生近视。这种先天因素可以来自父母和家族遗传，也可以是散发的，在祖辈中找不到高度近视的患者。这种先天的因素还表现在这些孩子近视发病早、进展快，且近视度数不断增长，至成年仍在进展。近视的先天因素，我们可以简单地理解为眼睛的"素质"或者内因，主要是由基因决定的。

近视发生的另一类因素就是后天因素。举个例子，有一对同卵双生的双胞胎，他们的基因即天生眼睛素质是一样的，一个没有发生近视，一个发生了近视，那这种近视主要就是后天因素造成的。后天因素是造成近视的外因。

综上所述，近视是在先天因素和后天因素的共同作用下形成和发展的，有的个体中先天因素的成分多一些，有的后天因素的成分多一些。

五、用眼习惯和近视的关系

不良用眼习惯是导致近视发生的危险因素。近视是由多种因素导致的。许多证据表明，遗传因素和环境因素共同参与了近视的发生。环境因素有很多，包括不良用眼习惯，如长时间近距离用眼、阅读距离过近、环境照明不合适等。长时间近距离使用眼睛，睫状肌会痉挛，暂时失去放松能力，如果长此以往，痉挛的睫状肌可能刺激眼球前后轴的拉伸，进而造成近视。儿童眼睛的调节力很强，即使眼睛离书本很近也能看清，所以他们在读书写字时可能会不知不觉地靠近书本，时间久了就会引起视疲劳，睫状肌痉挛。另外，儿童眼睛的巩膜较软，容易变形，生长发育的过程中容易使眼球的前后直径即眼轴变长。

由于眼睛的生理特点，加上不良的用眼习惯，久而久之会引起视力疲劳、视力减退，发展成只能看近而看不清远处的近视眼。

第二节 近视的表现

一、近视眼的类型

近视眼的类型有很多，按照不同的标准来分，有不同的类型。

（一）根据近视度数的大小

1. 低度近视

-0.50~-3.00D。

2. 中度近视

-3.00~-6.00D。

3. 高度近视

-6.00D以上。

这里的度数是指在儿童扩瞳验光基础上或成人准确主观验光的屈光度数据，D是屈光度单位，-3.00D就是俗称的"300度"，"-"指近视，"+"指远视。高度近视可能在视网膜水平上更容易出现某些病变，例如，视网膜变性、视网膜色素细胞层萎缩及相应的视网膜裂孔、出血、脱离的风险会比中低度近视和没有近视的人更高。近视度数越高，发生近视眼并发症的概率也相应增大。

（二）根据近视发生的机制

根据近视发生的机制，近视可分为轴性近视和屈光性近视。

轴性近视是青少年最常见的近视类型。生长发育过程中由于眼球前后径长度即眼轴过度增长，眼球过大，导致角膜晶状体等屈光系统对光的聚焦能力不足以让光线聚焦在眼底视网膜平面上，而是落在视网膜之前，便形成了近视。眼轴越长，光线聚焦点距离视网膜越远，近视度数越高。婴幼儿期，眼球较小，均呈现远视状态。随着眼球发育成长，在6~7岁，眼轴达到成年人的水平，此时眼内光线正好聚焦在视网膜位置上，基本呈现既没有近视，也没有远视的正视状态，之后视力应当缓慢稳定。当发育过程中，眼球生长速度过快，眼轴过度延长，视网膜向后移动，光线无法聚焦于视网膜上，则开始出现近视。由于青少年生长发育速度快，要抑制眼球的生长，控制近视发展十分困难。

屈光性近视是指屈光系统中角膜、晶状体、玻璃体的质地或形态异常，导致各部位对光线的折射率异常，造成近视。通常是眼球先天性发育异常或后天受伤、疾病导致，在青少年近视中所占比例很小。常见于球形晶状体、晶状体半脱位、圆锥角膜、早期白内障等眼部疾病。

（三）根据近视的病理基础

根据近视的病理基础，近视可分为单纯性近视和病理性近视。

单纯性近视即普通眼轴生长过度导致的轴性近视，通常为中低度，不伴眼底病变，到18周岁发育停止后近视度数增长也进入稳定期。

病理性近视指伴有眼底视网膜、视神经缺血、视神经变性等各类近视相关病理改变的特殊类型近视，通常伴有遗传性或基因突变因素，表现为持续进展的高度近视，呈现特有的豹纹状眼底、血管纹、富克斯（Fuchs）斑、视网膜变性、黄斑变性、视网膜色素细胞层萎缩、后巩膜葡萄肿等。远期发生视网膜出血、视网膜裂孔、视网膜脱离、黄斑裂孔、黄斑劈裂、并发性白内障、开角型青光眼等概率较常人更高。

（四）其他

除以上几大分类外，还可以根据近视的发生时间，分为先天性近视、青少年近视、迟发性近视。根据近视进展情况分为稳定性近视和进展性近视等。

二、近视有哪些症状

（一）远视力降低

通俗来讲，近视眼就是远看不清，但一般看近视力尚可。近视眼为了要看清前方物体，需将物体移近或戴近视镜。近视度数越高凑得越近，常见的表现是：看电视时往近处凑，尽量靠近电视机，看书写字时趴得很近、很低。在暗处行动时常被东西绊倒或碰伤，常常看不见黑板上写的字迹。如果高度近视眼发生黄斑病变，近视力也可能受到严重影响，表现为远近都看不清。

（二）眼疲劳、眼胀痛、头痛、恶心

因为近视患者喜欢把书本放得很近，眼睛的调节与集合失调，长时间读书

写字后，多会感到视物模糊、眼胀、头痛，休息后可以缓解。

（三）看远物体时经常眯眼

近视患者看东西时经常眯眼，这是因为眯眼时眼睑可以遮挡部分瞳孔，产生小孔效应，这样就能减少光线的散射，在一定程度上提高清晰度，小幅度提高和改善视力。

（四）频繁眨眼

频繁地眨眼在一定程度上可以缓解疲劳，同时在眼表面形成一层暂时的泪液膜，相当于低度隐形眼镜的作用，因而可以暂时提高视力。

（五）经常揉眼睛

有些儿童因为近视而看不清物体时，经常用手揉眼睛，为的是更好地看清物体。

（六）经常歪着头看物体

一些患有早期近视的儿童常常会歪着头看物体。这是因为有可能两眼视力不等，患儿喜欢用视力较好的一边去观察，同时歪着头看物体可以减少散射光线对其视力的影响。

（七）经常皱眉

一些患近视的儿童有皱眉的习惯。这是他们试图改善视力的一种方法。但经常皱眉会使眼外肌压迫眼球，这反而会加快近视的发展速度。

（八）经常拉扯眼角

少数儿童患了近视以后，常会用手向外侧拉扯自己的眼角，因为这样做可以出现同歪头、眯眼一样的效果。

（九）可能伴有斜视

部分患近视的儿童常会合并有斜视（即当一只眼睛向前看时，另一只眼睛会不自主地向外侧或内侧看）。

第三节　近视怎么治疗

一、调治近视的中药疗法

近视的中药治疗以养心、补肝肾、通经络为主要原则，历代有"明目"功效的中药大多都具有以上三方面的功效。

当然，中药治疗近视经验方的选择也必须遵循中医辨证施治的原则，根据这一原则，以用脑过度、目暗神乏、心力不足为主要表现者应以养心为主，而腰膝酸软、目睛涩干、耳鸣目眩者应以补肝肾为主，眼睛酸痛、眉棱骨酸、眼眶胀满者则应以通经络为主。

（一）调治近视的单味中药

1.《神农本草经》中所载明目药物

（1）云母：味甘、性平，除邪气，益子精，明目。

（2）石钟乳：味甘、性温，主咳逆上气，明目，益精。

（3）石胆：味酸、性寒，主明目、目痛。

（4）空青：味甘、性寒，主青盲、耳聋，明目。

（5）白青：味甘、性平，主明目、耳聋，利九窍。

（6）扁青：味甘、性平，主目痛、明目、折跌、痛肿。

（7）菖蒲：味辛、性温，主风寒湿痹，补五脏，通九窍，明耳目，出声音。

（8）人参：味甘、性微寒，主补五脏，安精神、除邪气、明目、开心、益智。

（9）菟丝子：味辛、性平，主续绝伤，久服明目、轻身延年。

（10）茺蔚子：味辛、性微温，主明目，益精，除水气。

（11）柴胡：味苦、性平，主心腹，去肠胃中结气，久服轻身、明目、益精。

（12）薯蓣（山药）：味甘、性温，主伤中，补虚羸，除寒热邪气，长肌肉，久服耳目聪明、轻身不饥。

（13）远志：味苦、性温，主咳逆伤中，补不足，益智慧，耳目聪明不忘。

（14）细辛：味辛、性温，主咳逆头痛，久服明目、利九窍。

（15）白蒿：味甘、性平，主五脏邪气、风寒湿痹，久服耳目聪明。

（16）蕲蒉子：味辛、性微温，主明目、目痛、泪出，除痹补五脏。

（17）楮实：味苦、性平，主益气，充肌肤，明目聪慧。

（18）青芝：味酸、性平，主明目，补肝气，安精魂。

（19）蒺藜子：味苦、性温，主恶血，长肌肉，明目轻身。

（20）漏芦：味苦咸、性寒，主皮肤热，久服益气、耳目聪明。

（21）地肤子：味苦，利小便、补中益精气，久服耳目聪明。

（22）景天：味苦、性平，主大热、火创、身热、轻身明目。

（23）胡麻叶：味甘、性寒，主五脏邪气、风寒湿痹，久服耳目聪明。

（24）柏实：味甘、性平，主惊悸，安五脏，益气，令人悦泽、美色、耳目聪明。

（25）桑上寄生：味苦、性平，主腰痛、小儿背强，其实明目、轻身通神。

（26）蕤核：味甘、性温，主心腹邪结气、明目。

（27）鲤鱼胆：味苦、性寒，主目热赤痛、青盲，明目。

（28）鸡头实：味甘、性平，主湿痹、腰脊膝痛，强志，令耳目聪明。

（29）苋实：味甘、性寒，主青盲，明目。

（30）铁精：味辛苦、性平，主明目。

（31）理石：味辛、性寒，主身热，益精明目。

（32）苦参：味苦、性寒，主心腹结气，补中，明目。

（33）瞿麦：味苦、性寒，主关格，明目，去翳。

（34）玄参：味苦、性微寒，主腹中寒热，令人目明。

（35）石龙芮：味苦，主风寒，轻身明目。

（36）翘根：味苦、性寒，主下热气，益明精，明目。

（37）合欢：味甘、性平，主安五脏，令人欢乐、无忧，久服轻身明目。

（38）伏翼：味咸、性平，主目冥，明目，夜视有精光。

（39）蓼实：味辛、性温，主明目，温中耐风寒。

（40）葱实：味辛、性温，主明目，补中不足。

2. 临床证明有明目作用的中药

（1）蔓荆子：味辛苦、性微寒，清利头目、清热明目。

（2）菊花：味苦甘、性微寒，祛风散热、明目。

（3）蝉衣：味甘咸、性凉，清热退翳、明目。

（4）大青叶：味苦、性寒，清热泻火、明目消肿。

（5）青葙子：味苦、性微寒，清热祛风、明目。

（6）枸杞子：味甘、性平，补肝肾、明目。

（7）桑椹：味甘、性寒，补肝肾、滋阴明目。

（8）龙胆草：味苦、性寒，清热泻火、明目。

（9）川芎：味辛、性温，补血行气、明目。

（10）菟丝子：味辛甘、性平，温补肾阳、明目。

（11）朱砂：味甘、性微寒，镇静安神、明目。

（12）菖蒲：味苦辛、性温，开窍化痰、宁神明目。

（13）远志：味苦辛、性温，安神明目。

（14）磁石：味咸、性寒，重镇安神、明目聪耳。

（15）夏枯草：味辛苦、性寒，清热、泻肝火、明目。

（16）石决明：味咸、性平，重镇潜阳、凉肝明目。

（17）女贞子：味甘苦、性平，补肝肾、明目。

（18）决明子：味甘苦、性寒，清热、明目。

（19）木贼：味甘苦、性平，清热、祛风、明目。

（20）防风：味辛甘、性微温，祛风通络、明目。

（21）茺蔚子：味辛苦、性微寒，温通经络、明目。

（22）谷精草：味辛甘、性平，清热、祛风、明目。

（23）黄精：味甘、性平，滋肾填精、明目。

（24）升麻：味辛甘、性微寒，升提阳气、明目。

（25）青黛：味咸、性寒，清肝火、明目。

（26）山药：味甘、性平，补胃阴、滋肝肾、明目。

（27）天冬：味甘苦、性寒，滋肾阴、明目。

（28）柏子仁：味甘、性平，养阴益肾、明目。

（29）朱砂：味甘、性寒，重镇、安神、明目。

（30）猪肝：味甘、性寒，滋肝补气、明目。

（31）羊肝：味甘、性平，补肝明目。

（32）羊髓：味甘、性寒，补肝益脑、明目。

（二）调治近视的中成药

1. 养心丸

（1）药物组成：茯神、人参、黄芪、酸枣仁各 30 克，熟地黄、远志、五味子、柏子仁各 15 克，朱砂 1 克（水飞）。

（2）功效主治：安神养心。适用于心气虚所致近视。

2. 远志丸

（1）药物组成：远志、麦冬各 60 克，茯神、石菖蒲、黄芪、熟地黄、人参、山药、龙齿（细研）、紫石英（细研、水飞）各 30 克。

（2）功效主治：治虚劳惊悸、神气不足、健忘不安，适合于心阴虚型近视。

3. 养心丹

（1）药物组成：朱砂、乳香各 3 克，酸枣仁、白茯苓各 15 克。

（2）功效主治：宽神消虑，令神志通明，适合于心阴虚型近视。

4. 大五补丸

（1）药物组成：天冬、麦冬、菖蒲、茯神、远志、人参、益智仁、枸杞子、地骨皮、熟地黄各等份。

（2）功效主治：补肝益肾，开窍安神，适合于肝肾阴虚型近视。

5. 壮腰健肾丸

（1）药物组成：狗脊（制）205 克，金樱子 60 克，黑老虎根 115 克，桑寄生（蒸）58 克，鸡血藤 115 克，千斤拔 31 克，牛大力 71 克，菟丝子 6 克，女贞子 6 克。

（2）功效主治：壮腰健肾，养血，祛风湿，适用于肝肾阴虚型及经络阻滞型近视。

6. 石斛夜光丸

（1）药物组成：天冬、人参、茯苓各 60 克，麦冬、熟地黄、生地黄各 30 克，决明子 24 克，杏仁、牛膝各 22 克，枸杞子、怀山药、菟丝子、杭菊花各 21 克，羚羊角、犀牛角、黄连、防风、青葙子、炒枳壳、炙甘草、川芎、肉苁蓉、石斛、白蒺藜、五味子各 15 克。

（2）功效主治：补肝肾，祛风通络，适合于肝肾阴虚型及经络阻滞型近视。

7. 明目蒺藜丸

（1）药物组成：白蒺藜、菊花、龙胆草、决明子、黄芩、旋覆花、防风、薄荷、川芎、白芷、蝉蜕、木贼、羌活、地黄、赤芍、当归、桔梗、甘草。

（2）功效主治：祛风通络，去翳明目，适合于经络阻滞型近视。

8. 人参远志散

（1）药物组成：人参、远志（去心）、熟干地黄（焙）各 1 克，琥珀（研）、白茯苓（去黑皮）各 30 克，甘草（炙、剉）0.3 克，铁粉（研）15 克。

（2）功效主治：补心安神，补肝肾明目，适合于心气虚型及肝肾阴虚型近视。

9. 右归丸

（1）药物组成：熟地黄 240 克，山药 120 克，山萸肉 90 克，枸杞子 120 克，菟丝子 120 克，鹿角胶 120 克，杜仲 120 克，肉桂 60 克，当归 90 克，制附片 60 克。

（2）功效主治：温补肾阳，填精补血，适合于肝肾阴虚型近视。

10. 明目地黄丸

（1）药物组成：熟地黄 24 克，山茱萸（酒炒）、怀山药（炒）、石决明（煅）各 12 克，茯苓、泽泻、牡丹皮、当归、枸杞子、白芍（炒）、白蒺藜（炒）、白菊花各 9 克。

（2）功效主治：滋养肝肾，明目，适合于肝肾阴虚型近视。

11. 开心散

（1）药物组成：远志、人参各 1.2 克，茯苓 60 克，石菖蒲 30 克。

（2）功效主治：补心益气，明目，适合于心气虚型近视。

12. 三仁五子丸

（1）药物组成：菟丝子（酒浸一宿、另研末）、五味子、枸杞子、覆盆子、车前子、柏子仁、酸枣仁（炒）、薏苡仁（炒）、沉香、肉苁蓉（酒浸、切、焙）、鹿茸（酥炙）、巴戟天（去心）、当归（洗、焙）、白茯苓（去皮）、乳香（另研）、熟干地黄（焙）各30克。

（2）功效主治：补肝益肾，明目填精，适合于肝肾阴虚型近视。

13. 补益蒺藜丸

（1）药物组成：黄芪、芡实、茯苓、白术、沙苑子、山药、白扁豆、当归、菟丝子、陈皮。

（2）功效主治：益肾，健脾，明目，适合于心气虚型、肝肾阴虚型近视。

14. 黄连羊肝丸

（1）药物组成：黄连60克，石决明120克，密蒙花120克，青皮120克，黄柏60克，决明子120克，柴胡120克，木贼120克，胡黄连120克，黄芩120克，夜明砂120克，茺蔚子120克，龙胆草60克，鲜羊肝50克（切碎、蒸熟、烘干）。

（2）功效主治：泻火，明目，适合于各种近视患者。

（三）调治近视的内服验方

1. 加味定志丸

（1）药物组成：远志200克，菖蒲200克，党参100克，茯神100克，黄芪200克，朱砂15克（另研极细、水飞）。

（2）制用方法：上药共研为细末，炼蜜为丸，如黄豆大，朱砂为衣，早晚各服10克，开水送下。

2. 中药近视灵冲剂

（1）药物组成：沙苑子，红花。规格为颗粒冲剂，每包12克（相当原生药11克）。

（2）制用方法：10岁以下每次6克，10岁以上每次12克，每日2次，温开水冲服，15天为1疗程，共服3个疗程，服药期间停用其他治疗近视的药物及方法。

3. 地芝丸

（1）药物组成：菊花、枳壳各50克，天冬（或麦冬）、生地黄各200克。

（2）制用方法：上药共为末，炼蜜为丸，如梧桐子大，每服30丸，空腹盐汤送下。

4. 千里光散

（1）药物组成：菊花、千里光、甘草各等份。

（2）制用方法：上药共为末，每服3钱，夜间临卧，用茶清调下。

5. 加味定志丸

（1）药物组成：远志、菖蒲各60克，人参、黄芪各120克，茯苓90克，肉桂30克。

（2）制用方法：上药为细末，炼蜜为丸。

6. 四神丸

（1）药物组成：补骨脂120克，五味子90克，肉豆蔻60克，吴茱萸60克，大枣百枚去核，生姜（切片）240克。

（2）制用方法：上药同煮烂，拣去姜，为丸。

7. 加味天王补心丹

（1）药物组成：菊花、决明子、木贼、苍术、蒺藜、元参、丹参、人参各15克，茯苓30克，远志10克（甘草水煮、去皮），桔梗15克，五味子、天冬、麦冬、当归身各30克，柏子仁30克，酸枣仁30克，生地黄30克。

（2）制用方法：上药研为细末，炼蜜为丸，每晚服10～15克，白水送下。

8. 经验方

（1）药物组成。

第一方：红花20克，茜草50克，丹参50克，升麻7.5克，石菖蒲30克，蔓荆子30克，枸杞子30克，决明子50克，鸡血藤50克，蝉衣15克。

第二方：红花20克，茜草50克，丹参50克，升麻7.5克，木瓜30克，五味子15克，茺蔚子60克，枸杞子50克，蝉衣15克，石菖蒲30克，僵蚕50克，钩藤60克。

第三方：红花20克，丹参50克，升麻7.5克，五味子15克，白芍50克，枸杞子50克，远志30克，覆盆子50克，鸡血藤60克，石菖蒲50克。

（2）制用方法：将上三方分别研细末，炼蜜为丸，每日3次，每次于饭后温开水送服15克，每方服10天，三方依次服完为1疗程。

9. 疴明眼丸

（1）药物组成：生地黄20克，川芎15克，丹参20克，人参15克，山萸肉 10 克，当归 10 克，白术 20 克，牡丹皮 10 克，石斛 15 克，桂枝 5 克，熟附子 15 克，菖蒲 10 克，远志 10 克，五味子 15 克，青葙子 20 克，决明子 15 克，枸杞子 20 克，蝉蜕 10 克，泽泻 5 克，桃仁 10 克，红花 15 克，肉苁蓉 15 克，夜明砂 10 克，酸枣仁 20 克，枳壳 10 克，炙草 5 克。

（2）制用方法：上药炼蜜为丸，每丸重 10 克。每天早晚服 1 丸，温开水送服，连服 7 天，停服 7 天，再服 8 天，停服 8 天，一个月服药 30 丸为 1 个疗程，视疗效服 1～3 个疗程。

10. 增视冲剂

（1）药物组成：黄芪、党参、枸杞子、女贞子、白芍、丹参、秦艽、石斛、升麻。

（2）制用方法：此方为定志丸加减，原方未载剂量及制法。每次 20 克，早晚各 1 次，3 个月为 1 疗程。

11. 治视灵

（1）药物组成：茯苓、白术、枸杞子、菊花各 5 克，桂枝、牡丹皮、泽泻各 4 克，山药、石决明、生地各 6 克，山萸肉 3 克。

（2）制用方法：上药加白糖 25 克，熬炼成糖浆 30mL。5～7 岁儿童每天服 25mL，8～14 岁每天服 30mL，均分 2 次服用，一般用 2～4 周。

12. 自拟增光丸

（1）药物组成：桑椹子 15 克，枸杞子 18 克，黄芪 15 克，青葙子 18 克，五味子 21 克，覆盆子 12 克，升麻 9 克，冰片 0.15 克。

（2）制用方法：上药烤干研末混合，以蜜为丸。每丸 9 克。每次 1 丸，每天 2 次，内服。每天做眼保健操 3 次，60 天为 1 疗程。

二、调治近视的体穴疗法

体穴是指全身十二经脉穴位。体穴治疗即通过对全身经络穴位进行针刺、灸法、压迫等刺激，以达到治病目的的方法。

体穴的选用一般根据经络循行的局部及该穴位所属的经络来进行，但近视治疗中体穴的选择又有其特殊性，一般说来多选用头面部穴位（因其靠近眼睛）及肝经穴位（肝开窍于目）、脾胃经穴位（脾胃主人体后天营养，有养血明目的作用)。

(一)常用体穴的位置及针灸治疗

常用穴位如下。

1. 睛明

(1)位置:目内眦旁0.1寸。

(2)解剖:在眶内缘睑内侧韧带中,解剖部位为眼内直肌;有内眦动脉、静脉和滑车上下动脉、静脉,深层上方有眼动脉、静脉主干;布有滑车上神经、下神经,深层为眼神经,上方为鼻睫神经。

(3)操作:嘱患者闭目,医者左手轻推眼球向外侧固定,右手缓慢进针,紧靠眶缘直刺0.5~1寸。不捻转,不提插,或只轻微地捻转和提插。出针后按压针孔片刻,以防出血。

2. 攒竹

(1)位置:眉头凹陷中。

(2)解剖:有额肌及皱眉肌,当额动脉、静脉处,布有额神经内侧支。

(3)操作:平刺0.5~0.8寸。

3. 承泣

(1)位置:目正视,瞳孔直下,当眶下缘与眼球之间。

(2)解剖:在眶下缘上方,眼轮匝肌中,深层眶内有眼球下直肌,下斜肌;有眶下动脉、静脉分支,眼动脉、静脉的分支;布有眶下神经分支、动眼神经下支的分支及面神经分支。

(3)操作:以左手拇指向上轻推眼球,紧靠眶缘缓慢直刺0.5~1.5寸,不宜提插,以防刺破血管引起血肿。

4. 四白

(1)位置:目正视,瞳孔直下,当眶下孔凹陷中。

(2)解剖:在眶下孔处,当眼轮匝肌和上唇方肌之间;有面动脉、静脉分支,眶下动脉、静脉;布有面神经分支,当眶下神经处。

(3)操作:斜刺或平刺0.3~0.5寸。

5. 翳明

(1)位置:乳突前下方,平耳垂后下缘的凹陷中,即翳风穴,其后1寸即本穴。

(2)解剖：胸锁乳头肌上，有耳后动脉、静脉，布有耳大神经和枕小神经。

(3)操作：直刺 0.5～1 寸。

6. 太阳

(1)位置：眉梢与目外眦之间向后约 1 寸处凹陷中。

(2)解剖：在颞筋膜及颞肌中，有颞浅动脉、静脉，布有三叉神经第二、第三支分支，面神经颞支。

(3)操作：直刺或斜刺 0.3～0.5 寸，或点刺出血。

7. 球后

(1)位置：眶下缘外 1/4 与内 3/4 交界处。

(2)解剖：在眼轮匝肌中，深部为眼肌；浅层有面动脉、静脉；布有面神经颧支和眶下神经，结状神经结和视神经，深层有眼神经。

(3)操作：向内上方平刺 0.3～0.5 寸。

8. 风池

(1)位置：胸锁乳突肌与斜方之间凹陷中，平风府穴处。

(2)解剖：在胸锁乳突肌和斜方肌停止部的凹陷中，深层为头夹肌；有枕动脉、静脉分支；布有枕小神经分支。

(3)操作：针尖微下，向鼻尖斜刺 0.8～1.2 寸，或平刺透风府穴。

9. 合谷

(1)位置：手背，第一、第二掌骨之间，约平第二掌骨中点处。

(2)解剖：在第一、第二掌骨之间，第一骨间背侧肌中，深层有拇收肌横头；有手背静脉网，为头静脉的起部，穴位近侧正当桡动脉从手背穿向手掌之处；布有桡神经浅支的掌背侧神经，深部有正中神经的指掌侧固有神经。

(3)操作：直刺 0.5～1 寸。

10. 足三里

(1)位置：髌骨下缘，髌韧带外侧凹陷中下 3 寸，胫骨前嵴外一横指处。

(2)解剖：在胫骨前肌、趾长伸肌之间，有胫前动脉、静脉，为腓肠外侧皮神经及隐神经的皮支分布处，深层当腓深神经。

(3)操作：直刺 1～2 寸。

第一章　近视

11. 养老

（1）位置：以掌向胸，当尺骨茎突桡侧缘凹陷中。

（2）解剖：左尺骨背面，尺骨茎突上方，尺侧腕伸肌腱和小指固有伸肌腱之间；布有前臂背侧动脉、静脉的末支，腕静脉网；有前臂背侧皮神经和尺神经。

（3）操作：直刺或斜刺 0.5~0.8 寸。

12. 支正

（1）位置：阳谷穴与小海穴的连线上，阳谷穴上 5 寸。

（2）解剖：在尺骨背面，尺侧腕伸肌的尺侧缘；布有骨间背侧动脉、静脉；布有前臂内侧皮神经分支。

（3）操作：直刺或斜刺 0.5~0.8 寸。

13. 内关

（1）位置：腕横纹上 2 寸，掌长肌腱与桡侧腕屈肌腱之间。

（2）解剖：有指浅屈肌，深部为指深屈肌；有前臂正中动脉、静脉，深层为前臂掌侧骨间动脉、静脉；布有前臂内侧皮神经，下为正中神经，深层有前臂掌侧骨间神经。

（3）操作：直刺 0.5~1.0 寸。

14. 阳白

（1）位置：目正视，瞳孔直上，眉上 1 寸。

（2）解剖：在额肌中；有额动脉、静脉外侧支；布有额神经外侧支。

（3）操作：平刺 0.3~0.5 寸。

15. 丝竹空

（1）位置：眉梢处的凹陷中。

（2）解剖：皮下为眼轮匝肌，有颞浅动脉、静脉额支，布有面神经颧眶支及耳颞神经的分支。

（3）操作：平刺 0.5~1 寸。

16. 光明

（1）位置：外踝高点上 5 寸，腓骨前缘。

（2）解剖：在趾长伸肌和腓骨短肌之间；有胫前动脉、静脉分支；布有腓浅神经。

（3）操作：直刺 1~1.5 寸。

17. 三阴交

（1）位置：内踝高点上 3 寸，胫骨内侧面后缘。

（2）解剖：在胫骨后缘和比目鱼肌之间，深层有屈趾长肌；有大隐静脉，胫后动脉、静脉；布有小腿内侧皮神经，深层后方有胫神经。

（3）操作：直刺 1~1.5 寸。

18. 肝俞

（1）位置：第 9 胸椎棘突下，旁开 1.5 寸。

（2）解剖：在背阔肌、最长肌和髂肋肌之间，有第 9 肋间动脉、静脉后支，布有第 9 或第 10 胸神经后支的皮支，深层为第 9 胸神经后支外侧支。

（3）操作：斜刺 0.5~0.8 寸。

19. 神门

（1）位置：腕横纹尺侧端，尺侧腕屈肌腱的桡侧凹陷中。

（2）解剖：在尺侧腕屈肌与指浅屈肌之间，深层为指深屈肌；有尺动脉通过，布有前臂内侧皮神经，尺侧为尺神经。

（3）操作：直刺 0.3~0.5 寸。

20. 太冲

（1）位置：足背，第一、第二跖骨结合部之前凹陷中。

（2）解剖：踇长伸肌腱的外缘；有足背静脉网，第一跖背动脉，布有跖背神经。

（3）操作：直刺 0.5~0.8 寸。

21. 大椎

（1）位置：第 7 颈椎棘突下。

（2）解剖：有腰背筋膜，棘上韧带及棘间韧带，有棘突间静脉丛，布有第 8 颈神经后支。

（3）操作：向上斜刺 0.5~1 寸。

22. 上明

（1）位置：眉弓中点，眶上缘下。

（2）解剖：眼轮匝肌中，有额动脉、静脉，眶上动脉，布有眶上神经、面神经分支。

（3）操作：轻压眼球向下，向眶缘缓慢直刺 0.5~1.5 寸，不提插。

23. 眶八穴

"眶八穴"是多年来在临床实践中，总结前人经验，结合现代医学知识而发现的新穴位。"眶八穴"是由眶缘上四眶角点和四眶缘中点八个刺激点组成，故称"眶八穴"。这八个刺激点，沿眶壁刺到球后的眶上裂和眶下裂交会处，直抵鞍背和鞍旁附近。

"眶八穴"由上穴、下穴、内穴、外穴、内上穴、内下穴、外上穴、外下穴组成。眶缘近似于圆角方形，内侧缘中点和眶缘四角即是穴位。内侧缘中点为"内穴"，外侧缘中点为"外穴"，上缘中点为"上穴"，下缘中点为"下穴"，眶缘四角为四个穴，鼻侧上角谓"内上穴"，鼻侧下角谓"内下穴"，颞侧上角谓"外上穴"，颞侧下角谓"外下穴"。其定位分述见表 1-1。

表 1-1 穴位及对应位置

穴位名称	位置
上穴	眶上缘内，上明穴外 3.5mm
下穴	眶下缘内，承泣穴外 3.5mm
内穴	眶内侧缘，内眼角上 1.5mm
外穴	眶外侧缘，外眼角上 1.5mm
内上穴	眶上缘和眶内侧缘相交角处缘内
内下穴	眶下缘与眶内侧缘相交角处缘内
外上穴	眶外侧缘和眶下缘相交角处缘内
外下穴	颞侧下角

操作：以上八穴操作均同，即从眶缘内进针沿眶壁或眶角壁刺入，沿眶壁直达眶尖，成人深度 45~50mm；小幅度提插或不提插，多捻转，得气后即可出针，也可留针 20~30 分钟。

24. 正光 1

（1）位置：位于眶上缘外 3/4 与内 1/4 交界处，即攒竹与鱼腰穴之间，眶上缘下方。

（2）操作：用梅花针在穴位表皮的 0.5~1.5cm 直径范围内，叩打 20~50 下。或将梅花针按晶体管医疗仪通电，以患者能耐受为宜。

25. 正光 2

（1）位置：位于眶上缘外 1/4 与内 3/4 交界处，即丝竹空与鱼腰穴之间，眶上缘下方

（2）操作：同正光 1。

26. 慧光

（1）位置：患者平卧头侧转，在颈部侧后方，沿环状软骨向后划一水平线和耳后乳突的垂直线相交处。

（2）操作：直刺 3 分，平补平泻不留针，使针感达同侧颞额部及眼眶。

27. 明察

（1）位置：外踝上 8 寸，靠腓骨前缘。

（2）操作：直刺 1~1.5 寸，留针 10~15 分钟，使针感达下肢外侧。

28. 消翳

（1）位置：在眶外缘中点下方 2 分。

（2）操作：患者平卧，针从眶外缘下方、眶缘与眼球之间垂直刺入，针尖向后、向内、稍向上刺入，针体与眼球相贴深 1~1.5 寸，12~14 岁刺入 1 寸，留针 10~15 分钟，每隔 5 分钟轻捻 1~2 圈，使针感达整个眼眶。

29. 鱼腰

（1）位置：眉毛正中处。

（2）解剖：在眼轮匝肌中，有额动脉、静脉外侧支，布有眶上神经、面神经的分支。

（3）操作：直刺 0.1 寸或用提捏进针法，可沿皮向左右两旁刺入，透至攒竹或丝竹空，进针 0.5~1 寸。针感：局部酸胀，有时可扩散至眼球发胀，或向左右传导。

（二）体穴疗法的方法及原则

1. 体针疗法

近视的治疗应遵循中医辨证施治的原则，根据不同体质、不同的病情而施以不同的治疗。临床常见气虚神伤与肝肾亏虚二型，分述如下。

（1）气虚神伤。

症状：能近视而不能远视，眼易疲劳，或伴夜寐多梦，恍惚健忘，心烦不宁，体倦无力。苔薄白，脉细弱。

治则：培补心气。

选穴：心俞、神门、关元、睛明、承泣、攒竹。

加减：若食少，加足三里；便溏，加脾俞；头目昏眩，加百会。

操作法：睛明、承泣针以平补平泻法，不捻转，不留针，或留针30分钟。攒竹向下斜刺透睛明穴0.5~1寸，或横刺透鱼腰穴1~1.5寸，施以平补平泻法。余穴均用补法，且针后加灸。

（2）肝肾亏虚。

症状：眼目昏暗，或干涩，远视不明，时见黑花，日久可成内障；或伴见腰膝酸软，阳痿遗精，小便余沥。舌淡，脉细弱。

治则：补益肝肾。

选穴：光明、风池、肾俞、肝俞、睛明、承泣、攒竹。

加减：脾胃虚弱，加足三里、三阴交；心悸失眠，加神门。

操作法：睛明、承泣、攒竹针法参见上述气虚神伤型。风池向对侧眼球方向进针1~1.5寸，施以平补平泻法。余穴均用补法，且针后加灸。

2. 皮肤针疗法

选穴：眼区、风池、大椎、内关、肝俞、肾俞、心俞、胆俞。

操作法：眼区以轻叩刺，余处以中等叩刺，每日1次，10次为1疗程。或将梅花针按晶体管医疗仪通电，电源、电压的强度以患者能耐受为宜。

3. 灸法

选穴：取眼区穴太阳、阳白、四白，远端穴如足三里、光明、肝俞等。

操作法：用艾条温和灸（四肢穴也可用艾炷直接灸），每次5~10分钟，隔日灸1次，10次为1疗程。也有人用核桃皮灸法治疗近视取得一定效果。

4. 梅花针

梅花针是皮肤针的一种,是针头呈小锤形的一种针具。

(1)操作方法:针具及叩刺部位用酒精消毒后,以右手拇指、中指、无名指、小指握住针柄,食指伸直压在针柄上,针头对准皮肤叩击,运用腕部的弹力,使针尖刺入皮肤后立即弹出。这样反复叩击,可根据病情需要按一定路线成行叩击,也可以在一定范围内环形叩击,或在一个点上进行重点叩击。

(2)刺激强度:叩刺分轻刺、重刺和中等刺法三种。轻刺用力较小,腕力轻,局部皮肤略有潮红,针尖接触皮肤的时间愈短愈好。重刺用力稍大,腕力重,局部皮肤明显发红湿润并可有轻微出血,针尖接触皮肤的时间可稍长。中度刺法介于轻刺、重刺之间。

(3)疗程:每日或隔日1次。

(4)注意事项:①针具要经常检查,注意针尖有无钩毛,针面是否平整。②皮肤针叩刺时,针尖要垂直。③局部皮肤如有溃疡或损伤者不宜使用。④叩刺速度要均匀,防止快慢不一、用力不匀的乱刺。

(5)叩刺部位:治疗时须据不同病情可叩刺全身各处,在叩刺眼部时,第一行从眉头沿眉毛向眉梢部刺,第二行由目内眦经上眼睑刺至瞳子髎,第三行由目内眦经眶下缘刺至瞳子髎,但须以轻刺为度。

(三)调治近视的体穴疗法

1. 方法一

(1)穴位选取:主穴取攒竹、承泣;配穴取神门、太冲、支正、光明。

(2)操作方法:上述穴位,每日针1次,留针半小时,15次为1疗程。停1周后,再行第2疗程。

2. 方法二

(1)穴位选取:主穴取睛明;配穴取攒竹、四白、太阳。

(2)操作方法:睛明直刺1~1.5寸,微捻缓进,得气即止,不留针。其他穴位用捻转手法,中等强度刺激,得气后留针30分钟。3次后隔日1次,10次为1疗程,停3~5日后行第2疗程。

3. 方法三

(1)穴位选取:患者取坐位,沿耳垂后缘至风池的交点即为近视无名穴。

（2）操作方法：针刺近视眼同侧穴位，进针走向稍偏上方，针刺呈30°角，深度为2寸，中等强度捻转至胀麻为止。留针15分钟，每日1针。

4. 方法四

（1）穴位选取：承泣、睛明、目1、目2（均双侧）、合谷（单）。

（2）操作方法：常规消毒后取1~1.5寸毫针，刺入穴位得气后留针10~15分钟，起针后以干棉球按压针眼3分钟，以免出血。以上穴位交换针刺，每次不超过6穴，每日1次，10日为1疗程，疗程间隔2日，共治2~3疗程。除眼区外，其他穴位用中等强度手法。

5. 方法五

（1）穴位选取。

第1组：攒竹、丝竹空、足三里。第2组：阳白、四白、足三里。第3组：上睛明、四白、足三里，均双侧。

（2）操作方法：以第1、第2组交替使用，如视力低于0.1者，取第3组穴。留针25分钟，每日1次，10日为1疗程。

6. 方法六

（1）穴位选取：睛明、丝竹空、瞳子髎、合谷、睛明穴；配丝竹空、瞳子髎、合谷。

（2）操作方法：睛明穴进针后采用震颤法，感应明显时可扩散到整个眼球，或有酸胀感，然后针其他穴，有时配合眼药水治疗。

7. 方法七

（1）穴位选取：承泣。

（2）操作方法：用1.5寸30号毫针从承泣穴进针，以30°角向睛明方向斜刺，约刺入1寸；待眼区周围有酸胀感或流泪时，留针5分钟。针刺手法不宜大幅度的捻转提插。

8. 方法八

（1）穴位选取：主穴取睛明；配攒竹、四白。

（2）操作方法：睛明穴以30号毫针直刺1~1.5寸，得气即止；其他穴位用捻转手法，中等强度刺激，得气后留针20~30分钟，每日1次。连续针治3次后，再隔日1次。10次为1疗程，疗程间隔3~5日。

9. 方法九

（1）穴位选取：主穴取睛明；配以攒竹、四白、瞳子髎。

（2）操作方法：睛明穴以30号毫针直刺1~1.5寸微捻缓进，得气即止不留针。其他穴位用捻转手法，中等强度刺激，得气后留针20~30分钟，连针3次后隔日1次，10次为1疗程，疗程间隔3~5日。

10. 方法十

（1）穴位选取：承泣、翳明、风池。

（2）操作方法：用30号1.5寸毫针，在承泣穴进针，以30°角向睛明方向斜刺。刺入1寸左右，眼区周围有酸胀感或流泪时，轻轻捣刺3~5次，然后留针10分钟。针法要轻，不宜大幅度捻转提插，出针后用棉球压迫局部1~2分钟。翳明和风池穴，用28号1.5寸毫针刺入0.8寸左右，取得针感后留针10分钟。每日针1次，10次为1疗程，疗程间隔3日。

11. 方法十一

（1）穴位选取：光明配外关，太冲配合谷。

（2）操作方法：上述两组穴位交替针刺。治疗时均以手法运针，平补平泻。进针得气后，以小幅度捻转，震颤激发和保持感传。感传显著程度分五级：Ⅰ级，感传上达面部；Ⅱ级，感传超过相应经脉全程的一半，但未达面部；Ⅲ级，感传不及相应经脉全程的一半；Ⅳ级，无感传；Ⅴ级，针感向离中方向传导。15日为1疗程，共2个疗程，疗程间隔1周。

12. 方法十二

（1）穴位选取：以四肢末梢穴位为主，有时配合局部取效穴。下肢部穴位，取大都、太白、公孙；上肢部穴位取三间、合谷；头部穴位取风池、攒竹、太阳、丝竹空等。

（2）操作方法：上述穴位，每次治疗选3个主穴，必要时加配穴。手法用平补平泻法，留针30分钟，隔日针治1次，10次为1疗程。

13. 方法十三

（1）穴位选取：主穴取睛明、鱼腰、瞳子髎、合谷。配穴①第2胸椎棘突，左右旁开1寸；②风市上1寸，左右各有一穴；③承泣、风池、足光明。

若患者为脾胃虚弱或先天性弱视，可补脾健胃，行气活血。其取穴为睛明、合谷、足三里、公孙。

（2）操作方法：上述穴位，手法用平补平泻法，轻度刺激。2日1次，10次为1疗程，疗程间隔5~7日。

此疗法以针刺治疗为主，眼力训练和做眼保健操为辅。

眼力训练，经常远望（如树林、远山……）每次15分钟左右。

眼保健操：①两眼轻闭，两手食、中两指指腹同时在两侧眶下缘做旋转按摩，顺时针、逆时针各10圈；②以双手大拇指指腹向上按鱼头、鱼腰各10次；③以两手食指指腹旋揉双目内眦20~30次，再揉双目锐眦20~30次。

14. 方法十四

（1）穴位选取：主穴取睛明、攒竹；配穴取丝竹空、承泣。

（2）操作方法：取GM-Ⅱ型近视治疗仪输出端的正负两极，对准攒竹穴（左、右各一极），接触皮肤，垂直向穴位微微用力。调节治疗仪的强度，以患者有光感、针刺感或振动感为度，或以患者能接受为准。操作5分钟后治疗结束。若双眼患近视，则用丝竹空和承泣穴的辅助极。每次治疗时间为10分钟，每周3次，10次为1疗程。

15. 方法十五

（1）穴位选取：①攒竹、丝竹空、太阳、承泣；②睛明、鱼腰、新明、球后。两组穴位交替使用。

（2）操作方法：用5号或4号注射针头插入穴位，待患者有酸胀或突然产生弹跳感后，再将维生素注射液缓缓注入0.2mL，中药王不留行籽贴压耳穴肝耳、肝阳1、肝阳2、目1、目2、眼耳穴，配穴为治近1、治近2、治近3，如有散光加额耳、太阳、枕耳穴。将王不留行籽放在$0.7cm^2$大小的麝香虎骨伤湿膏胶布的中心，然后将胶布对准耳穴贴压，每耳取6个穴位，两耳同时贴。每天按压贴药处3~4次，每次30下，每10日1次，每3次为1疗程。治疗期间，假性近视患者不宜戴眼镜。

16. 方法十六

（1）穴位选取：取腕踝针上1（在小指侧的天骨缘前方，用拇指端按压的凹陷处）；耳针取眼；体针取三阴交。

（2）操作方法：每次取4个穴位，如腕踝针上1、眼（均双），每次注入人胎盘组织液0.5mL。每次均取眼穴，其他两穴交替使用。每周3次，5次为1疗程，疗程间隔4~5日，可行2疗程。

17. 方法十七

（1）穴位选取：主穴取睛明、合谷、丝竹空、瞳子髎；配穴取光明、目窗、风池。

（2）操作方法：每次取2~4个穴位，留针或动留针15~20分钟。选用维生素B_{12}注射液1~2mL（0.1~0.5mg）或复方当归注射液1~2mL，每次注穴1~2穴。每日或隔日治疗1次，一般10次为1疗程，疗程间隔5~10日。

18. 方法十八

（1）穴位选取：睛明、承泣、攒竹。

（2）操作方法：采用氦—氖激光针灸仪，将激光针头与穴位皮肤靠紧垂直射入。每对穴位照射5分钟，每日1次，10日为1疗程。

19. 方法十九

（1）穴位选取：睛明、承泣、合谷。

（2）操作方法：患者坐位，双目闭合，用氦氖型激光机光束垂直照射穴位，每穴2分钟，隔日1次。

20. 方法二十

（1）穴位选取：以足三阳经穴为主，第1疗程取穴风池、睛明、四白，配腕踝针双侧上1、上2，第2疗程加承泣，第3疗程加瞳子髎，去承泣。

（2）操作方法：针风池深1寸，针睛明深5~8分，针四白深3~5分，风池用泻法，其余诸穴用补法，针睛明穴的同时用G6805电针治疗仪，以能耐受为限，留针30分钟，10次为1个疗程。

21. 方法二十一

（1）穴位选取：主穴取睛明；配穴取攒竹、四白、太阳。

（2）操作方法：睛明直刺1~1.5寸，微捻缓进，得气即止，不留针。其他穴位用捻转手法，中等强度刺激，得气后留针30分钟。连续针治3次后隔天1次，以10次为1疗程，疗程间隔3~5日。

22. 方法二十二

（1）穴位选取：承泣、睛明。

（2）操作方法：用1.5寸毫针从承泣穴进针，以30°角向睛明方向斜刺，约刺入1寸；待眼周有酸胀感或流泪时，留针5分钟；针刺手法要轻，不宜大幅度捻转提插。每日针1次，10次为1疗程。

23. 方法二十三

（1）穴位选取：主穴取承泣，配穴取翳明、风池。

（2）操作方法：用30号1.5寸毫针在承泣穴进针，以30°角向睛明方向斜刺。刺入1寸左右，眼区周围有酸胀感或流泪时，轻轻捣刺3~5次，然后留针10分钟。针法要轻，不宜大幅度捻转提插。翳明和风池穴用28号1.5寸毫针刺入0.8寸左右，取得针感后留针10分钟。每日针1次，10次为1疗程，疗程间隔3日。一般治疗2~4个疗程。

24. 方法二十四

（1）穴位选取：承泣、睛明、目1、目2（均双侧）、合谷（单）。

（2）操作方法：常规消毒后取1~1.5寸毫针，刺入穴位得气后留针10~15分钟。以上穴位交替换针刺，每次不超过6穴，每日1次，10日为1疗程，疗程间隔2日，共治2~3个疗程。除眼区穴外，其他穴位用中等强度手法。

25. 方法二十五

（1）穴位选取：主穴取攒竹、承泣；配穴取神门、太冲、支正、光明。

（2）操作方法：每日针1次，留针半小时，15次为1疗程，疗程间隔1周。

26. 方法二十六

（1）穴位选取：主穴取承泣、下睛明；配穴取养老、合谷。

（2）操作方法：进针1.5寸，得气后用经络近视仪分别刺激上述穴位。留针15分钟，拔针后按压眼部穴位片刻，每日治疗1次，10日为1疗程。

27. 方法二十七

（1）穴位选取：①攒竹、丝竹空、足三里。②阳白、四白、足三里。③上睛明、四白、足三里（均取双侧）。

（2）操作方法：以①、②为穴位交替使用，如裸眼视力低于0.1或0.1左右者，取第③组穴。采用直刺，轻捻留针20分钟。每日1次，10日为1疗程。

28. 方法二十八

（1）穴位选取：Ⅰ组取百会、太阳。Ⅱ组取目1、目2、眼、肝。

（2）操作方法：Ⅰ组用传统毫针刺法，平补平泻手法，留针30分。Ⅱ组以王不留行粒贴压，每3日左右交换1次，每日自行按压5次，每次2分钟。

29. 方法二十九

（1）穴位选取：睛明。

（2）操作方法：深刺1~2寸，留针20~30分钟。一般不提插不捻转，多呈现酸胀感。每日治疗1次，10次为1疗程，期间休息3~5日。

30. 方法三十

（1）穴位选取：慧光、消翳、明察。

（2）操作方法：慧光穴，直刺3分，平补平泻，不留针；明察穴，直刺1~1.5寸，留针10~15分钟；消翳穴，直刺1~1.5寸，留针10~15分钟。以上3穴，每2天针1次，10次为1疗程。在针刺的同时，结合新法眼保健操，予以巩固疗效。

（四）其他体穴疗法

1. 方法一

（1）穴位选取：枕上前线为主，额中线为辅。

（2）操作方法：以上两穴均针尖向下刺1寸，双侧近视的针枕上旁线二线，单侧的刺健侧，得气后用九补法，即大拇指向前捻针9次，每隔5~10分钟运针1次，留针30分钟以上。每日1次，10次为1疗程，疗程间隔5日，共治疗2个疗程。

2. 方法二

（1）穴位选取：取枕上旁线为主，额中线为辅。

（2）操作方法：针尖均向下刺1寸，得气后用九补法即大拇指向前捻转9次，每隔5~10分钟运针1次，留针半小时以上。每日1次，10次为1疗程，每1疗程间休息5日，共治疗2个疗程。

3. 方法三

（1）穴位选取：枕上旁线。凡双眼近视者针灸双侧，单眼近视者针对侧枕上旁线。

（2）操作方法：用28号1.5寸毫针进针1.0~1.4寸，接着用"抽气法"运针，即用暴发力，迅速而有力地将针柄抽提1~3分，而针体则基本不动。待得气后留针1~2小时，每日1次，10日为1疗程，疗程间隔3~5日。

4. 方法四

（1）穴位选取：视区和枕中线。

（2）操作方法：用2寸30号毫针平刺上穴，然后加电脉冲刺激，强度和频率选择以患者能够耐受或有针感为标准。每次行针10分钟，每周3次，10次为1疗程。

5. 方法五

（1）穴位选取：主穴取四神聪、阳白、攒竹、鱼腰、丝竹空、睛明、睛中（眼球正中）、四白、太阳、风池、合谷。随症加减取心俞、肝俞、胆俞、光明、照海、中渚、养老。根据近视轻重、年龄大小，每次选6~7穴交替使用。

（2）操作方法：选用可调磁锟针，选择不同档次，学龄前儿童用1档500高斯（Gs），8~16岁者用2档2000高斯（Gs），17~23岁者用3档3000高斯（Gs）。将针体垂直放于穴位揉按，以产生酸、麻、胀感，按压力度以患者能耐受为度。头面及眼周穴位每穴揉按10秒钟，躯干和四肢穴位每穴40秒，频率3次/秒。然后在上穴施传统的揉、点、压、拿四种按摩方法，手法轻重以患者能耐受为度，眼周及头面每穴点9次，按揉70次；躯干和四肢每穴点11次，按揉110次。注意按摩睛中穴时，要用拇指指面轻而均匀地揉压，带动上眼睑，使眼睑内面与眼球发生摩擦。以上方法每次治疗1次，10次为1疗程。

6. 方法六

（1）穴位选取：主穴取正光1、正光2；配穴取风池、内关、大椎。

（2）操作方法：用梅花针于穴位周围0.5~1cm叩打每穴50~70次，频率70~90次/分，每日1次，15次为1疗程，疗程间隔7日。

7. 方法七

（1）穴位选取：主穴取正光1和正光2；配穴取风池、内关、大椎。

（2）操作方法：治疗时采用梅花针，选用晶体管医疗仪通上电，电源电压用9伏（直流）干电池，电流小于5毫安，电流量以患者能耐受为宜。在穴位表皮上0.5～1.2cm直径范围内，均匀叩打20～50下。隔日治疗1次，15次为1疗程，疗程间隔半个月。让患者学会在正光穴进行自我按摩，坚持一天做2～3次，每次每只眼按摩50～100圈。提醒患者要保护视力，阅读姿势要端正。

8. 方法八

（1）穴位选取：睛明、承泣。

（2）操作方法：用电梅花针浅刺所选的穴位，以感觉到局部有麻刺感为宜。每个穴位针刺5分钟，每日1次，10日为1疗程。疗程间隔10日。

9. 方法九

（1）穴位选取：腕踝针上一点（小指侧的尺骨缘前方，用拇指端按压凹陷处）。

（2）操作方法：双眼近视取双侧，单眼取单侧。进针不应痛，留针1小时，留针时嘱患者向远方眺望。每日针1次，10次为1疗程，疗程间隔5日，一般治疗2～3个疗程。

10. 方法十

（1）穴位选取：选用与矫正近视功能有关的穴位13对，其中面部5对为阳白、上睛明、瞳子髎、承泣、睛明；耳部7对为神门、肾、肝、心、交感、眼、降压沟；脚底部1对为涌泉至然谷之"近视线"。

（2）操作方法：把贴耳穴的膏药剪成4mm方块，贴面部穴位的膏药剪成5mm×7mm长方块贴在穴位上。隔日换贴1次，10次为1疗程。换药前6小时揭去膏药并洗净局部，治疗期间忌戴眼镜。

11. 方法十一

（1）穴位选取：肝俞、风池、睛明、太阳、合谷、养老、光明。

（2）操作方法：针刺时用平补平泻法，每日1次，5次为1疗程。1个疗程无效者，在第2个疗程中加服中药，每日1剂。

药物组成：炙黄芪15克，党参15克，远志10克，菖蒲10克，茯苓12克，炙甘草6克。

12. 方法十二

（1）穴位选取：取腕踝针上一点（小指侧的尺骨缘前方，用拇指端按压的凹陷处）。耳针取眼。体针取三阴交。

（2）操作方法：以上诸穴，每次取4穴，每次注入胎盘组织液0.5mL。每次均取眼穴，其他两穴交替使用，每周3次，5次为1疗程，疗程间隔4~5日。

13. 方法十三

（1）穴位选取：睛明、太阳、四白。

（2）操作方法：按揉睛明、太阳、四白穴；按揉抹眶下缘，每日2次。用MZ-1型脉冲仪，穴位分3组：第1组双侧睛明穴，第2组双侧太阳穴，第3组双侧四白穴。每组脉冲刺激5分钟，频率80~100次/分，强度以患者能耐受为度。

14. 方法十四

（1）穴位选取：睛明、承泣、合谷。

（2）操作方法：患者坐位，双目闭合，用氦—氖激光光束垂直照射睛明、承泣、合谷，每穴2分钟，隔日1次。

15. 方法十五

（1）穴位选取：主穴取承泣、下睛明；配穴取养老、合谷。

（2）操作方法：以上诸穴，进针1.5寸，得气后再用经络近视治疗仪分别刺激上述穴位，留针15分钟，拔针后按压眼部穴位片刻。每天1次，10天为1疗程。

三、调治近视的耳穴疗法

耳穴是耳朵上的穴位。耳穴治病的历史很悠久，《黄帝内经》中有三十多处记载。《灵枢·经脉》篇所载六条阳经分别循络耳中或耳围，故《灵枢·口问》篇说："耳者宗脉之所聚也。"所谓宗脉所聚，是因为"十二经脉，三百六十五络，其血气皆上于面而走空窍。其精阳气上走于目而为睛，其别气走于耳而为听"。可见，耳穴的经脉与目（眼睛）的经脉是密切相关的，针刺或压迫耳穴可以起到明目、治疗近视的作用。

（一）常用耳穴的位置及选取

1. 肝

（1）位置：胃、十二指肠穴的后方。

（2）解剖：位于耳甲艇部，即耳轮脚以上的耳腔部分。

2. 肾

（1）位置：在对耳轮下脚的下缘，小肠穴直上方。

（2）解剖：同肝。

3. 眼

（1）位置：将耳垂划分为九等分，名为九区，眼位于耳垂5区的中央。

（2）解剖：耳郭最下部，无软骨的皮垂。

4. 目1

（1）位置：在屏间切迹前下方。

（2）解剖：耳屏与对耳屏之间的凹陷。

5. 目2

（1）位置：在屏间切迹后下方。

（2）解剖：同目1。

6. 交感

（1）位置：在对耳轮下脚端与耳轮内侧交界处。

（2）解剖：在耳轮的内侧，与耳轮相对的隆起部，又叫对耳轮体，其上方有两分叉，向下分叉的一支叫"对耳轮下脚"。

7. 神门

（1）位置：在三角窝耳轮内侧缘的中点。

（2）解剖：对耳轮上脚与下脚之间的三角形凹窝。

8. 胰（胆）

（1）位置：在肝、肾穴之间，左耳为胰，右耳为胆。

（2）解剖：同肝。

9. 肺

（1）位置：心穴的上、下、外三面。

（2）解剖：位于耳甲腔部，即耳轮脚以下的耳腔部分。

10. 枕

（1）位置：在对耳屏外侧面的后上方。

（2）解剖：对耳轮下方与耳屏相对的隆起部。

11. 皮质下

（1）位置：在对耳屏的内侧面。

（2）解剖：同枕。

12. 脾

（1）位置：在肝穴下方，耳甲腔的外上方。

（2）解剖：同肺。

13. 心

（1）位置：在耳甲腔中心最凹陷处。

（2）解剖：同肺。

14. 耳尖

位置：耳轮顶端，将耳轮向耳屏对折时，耳轮上面的尖端处。

15. 太阳

（1）位置：位于额与枕穴之间。

（2）解剖：同枕。

16. 新眼点

（1）位置：食道、贲门穴的中下缘，肺穴的上缘。

（2）解剖：同枕。

（二）耳穴疗法的方法及注意事项

随着现代科学及新技术的发展，耳穴的刺激方法日益增加，下面仅就治疗近视常用的方法略述。

1. 毫针法

毫针法是应用毫针针刺耳穴，以治疗疾病的一种最常用的方法。

（1）定穴：根据疾病确定方法，在所选用的穴区内寻找反应点作为刺激点，然后用针柄或探棒用力按压，使留有压迹。若探查不到反应点，就以耳穴定位的穴点进行治疗。

（2）消毒：严密消毒，一是针具的消毒，二是皮肤消毒。耳穴皮肤消毒先用2％碘酒消毒，再用75％乙醇消毒并脱碘。

（3）体位：一般均采用坐位，如遇初诊惧痛怕针、体弱病重患者则应采用卧位为好。

（4）进针：选用一次性28号0.5寸毫针（少数也可选用30号或26号0.5寸针）对准敏感点，快速刺入1分，至软骨组织，以不穿透对侧皮肤为度。针刺深度依据患者的具体情况，包括病情、诊断、体质和耐痛度等综合决定。体质强者用强刺激法，体质弱者用轻刺激法，可据病情捻针数秒钟后留针30～60分钟。在留针期间为提高疗效，可每隔10分钟运用手法再予刺激一次。

（5）起针：起针以消毒干棉球压迫针眼，以免出血。

（6）疗程：每日或隔日治疗1次。

针刺时一般反应较痛，有时会出现酸、胀、重、热、麻电等感觉，甚至向远处放散。

2. 埋针法

埋针法是将皮内针埋于耳穴内治疗疾病的一种方法，皮内针刺入皮内是一种微弱而持久的刺激，它可达到持续刺激、巩固疗效或防止复发的功用。

（1）操作方法：①首先在耳郭上找准病变的压痛点或用耳穴探测仪测得低电阻点。找准后，用探棒稍按压一下，可留下一个充血压痕标记。②局部严密消毒，左手固定耳郭，绷紧埋针处皮肤，右手用镊子夹住皮内针针柄，轻轻刺入所选穴位皮内。一般刺入针体的2/3，再用胶布固定，可埋置5～10日。③一般埋患侧单耳即可，必要时可埋双耳。每日按压数次，以加强刺激。

（2）注意事项：①如埋针处疼痛加剧而影响睡眠时，则应适当调整针尖方向或深浅度，一般即可解决。②埋针处不要淋湿浸泡，夏季埋针时间不宜过长，以免感染。③局部有胀痛不适，需及时检查。④如针眼处皮肤红肿有炎症，应取出埋针，并给予抗感染治疗。⑤局部皮肤患有炎症或冻疮，则不宜埋针。

3. 压丸法

所谓压丸法是指在耳穴表面贴敷压丸，替代埋针的一种简易疗法。目前多采用此法，因其花费极微，安全无痛，不良反应少，不易引起耳软骨膜炎。此法能起到持续刺激的作用，患者可以不定期地在贴敷处按压加强刺激。

（1）材料准备：压丸法所选材料可就地取材，如油菜籽、小米、绿豆、莱菔子、王不留行籽等，而以王不留行籽为最好。因其表面光滑，大小和硬度均较适宜。①预先挑选直径1~1.5mm黑色成熟的王不留行种子，用沸水烫洗后晒干，置于瓶中备用。②应用时将王不留行籽贴附在大小适宜的胶布中央。

（2）操作方法：①用探棒或用耳穴探测仪测得所选耳穴的敏感点，如压痛点或低电阻点。②耳郭皮肤用酒精棉球常规消毒待干，左手固定耳郭，右手用镊子夹取粘有王不留行籽的胶布，对准敏感点或穴位敷上，按压数分钟。必要时可在对侧耳郭同时压丸增强疗效。③刺激强度和疗程：刺激强度依患者具体情况而定。患者自行每日按压刺激3次左右，每次每穴1~2分钟，每3~7日复诊1次。

（3）注意事项：①防止胶布潮湿和污染，以免引起皮肤炎症。个别患者对胶布过敏，局部出现红色粟粒样丘疹伴有痒感，可加贴肾上腺穴或加服氯苯那敏。②耳郭皮肤有炎性病变、冻疮等不宜采用本法。③夏季因多汗，贴敷时间不宜过长。④侧卧时，压丸处受压疼痛较明显时，一般仅需局部稍放松下胶布或移动下位置即行。

4. 水针法

耳穴水针法又叫小剂量药物穴位注射法，是用微量的药物注入耳穴，通过注射针对穴位的刺激以及注入药物的药理作用，协同调整机体，达到防治疾病的目的。

（1）注射药物种类：所选药剂的刺激性宜小，对皮肤无坏死作用，根据病情需要而酌情考虑。

（2）操作方法：①根据诊断，确定耳穴，常规消毒，选取适当药液。②用结核菌素注射器配以26号针头，吸取药液。③左手固定耳郭并将注射局部皮肤绷紧，右手持注射器，细心地将针头刺入耳穴的皮内或皮下；将针芯回抽如无回血，则可缓慢推注药液，按每穴0.1~0.5mL，局部隆起豆大至葡萄样大的药物肿泡。耳郭可产生痛、胀、红、热等反应。④注射完毕后，应将渗血或外溢的药液，用消毒干棉球轻轻压迫，不宜重压和按摩，让药液自然吸收。⑤耳郭注射，隔日1次，10次为1疗程。

（3）注意事项：①耳穴注射，一般仅需应用常规肌肉或皮下注射量的1/5~1/10，就可获得较好的疗效。②消毒要严密，防止感染，凡能引起过敏反应的药物（青霉素、普鲁卡因），应先做皮肤过敏试验，阴性者才可应用。③注射前应了解所选药物的药性、禁忌及注意事项，不良反应，刺激性较大的药物应慎用。④每次应适当调整穴位。

5. 耳穴按摩

耳穴按摩分自身耳郭穴位按摩与术者耳郭穴位按摩。

自身耳郭穴位按摩治疗近视，主要用于耳尖穴位按摩、耳垂区按摩，具体操作分述于下。

（1）耳尖穴位按摩：两手拇指、食指捏拿耳尖穴处，做轻微揉按18~27次。做三按三呼吸，即：轻按压时，用鼻呼气；轻提起时，用鼻吸气。

（2）耳垂区按摩：两手拇指、食指捏拿耳垂区，做轻微揉按9次，双手指放开，再按上法做3~9次，再做三按三呼吸。

以上两种方法，按摩时采取坐位或立位，全身放松，两脚与肩平宽。每天清晨一次或早晚各一次。

术者耳郭穴位按摩，即揉按法，具体操作如下。

揉按法：患者坐位或卧位，术者右手拇指、食指掌面对准穴点，揉按1~2分钟，指力由轻到重，局部有热胀舒适感为宜。每日揉按1~3穴，每日或隔日1次。对体弱者手法要轻，对体壮者手法要重。

注意事项：耳郭有湿疹、破溃不宜按摩。

治疗近视，若能配合耳穴按摩，其效尤著，且平时按摩又可预防近视，消除眼疲劳。

（三）调治近视的耳针疗法

1. 方法一

（1）穴位选取：心、肝、脾、肾、肾上腺、眼1、目1、目2、交感、治近1、治近2、治近3。

（2）操作方法：采用耳穴埋针法。

①12个耳穴为治疗穴位，分为4组，每组取3个穴位。A组. 眼1、目1、交感；B组. 目2、肝1、治近2；C组. 治近1、心、肾上腺；D组. 治近3、脾、肾。每周治疗1次，每次用1组穴位；埋针1周后更换一组穴位，4周为1疗程，不中断。第2~3疗程的取穴，要根据第1疗程治疗视力情况，

因人而异，组合配穴。②操作：用碘酒、乙醇常规消毒耳郭，再用耳穴探测仪探准A组穴位，用龙胆紫液定位，将消毒灭菌的针揿入耳穴，然后用活血舒筋胶布固定。1周后去针，重复上法取B组穴位。为加强疗效，每天早、中、晚及临睡前4次按压耳穴，每次按压50～100下，以产生痛或酸胀感为度。

2. 方法二

（1）穴位选取：双耳眼区、目1、目2，交替使用。

（2）操作方法：采用耳穴埋针法。

3. 方法三

（1）穴位选取：①主穴取肝、肾、心、眼、目1、目2。②耳穴加减，左眼近视从右耳取穴，右眼近视从左耳取穴，交替使用。双眼近视第一次采用左耳的眼，右耳的肝、肾；第二次用左耳的肝、肾，右耳的眼；第三次用左耳的目2，右耳的心。眼有散光者，每次加目2穴。

（2）操作方法：采用耳穴埋针法。耳郭常规消毒，寻找压痛点，用消毒过的镊子夹持耳环针准确地刺入穴位，用剪成菱形的胶布固定好。一般每隔5～7日换1次，夏季可缩短到4～5日，以免出汗多造成感染。治疗3个疗程后，测验1次视力，隔1个月后和3个月后各测验视力1次。

4. 方法四

（1）穴位选取：肝、肾、心、眼、目1、目2。左眼近视从右耳取穴，右眼近视从左耳取穴，交替使用。双眼近视第一次采用左耳的眼，右耳的肝、肾。第二次用左耳的肝肾，右耳的眼。第三次用左耳的目1，右耳的心，眼有散光者每次加目2穴。

（2）操作方法：耳郭常规消毒，寻找压痛点，用消毒过的镊子夹持耳环针准确地刺入穴位，用剪成菱形的胶布固定好。一般每隔5～7日换1次，治疗3个疗程后测验1次视力。

5. 方法五

（1）穴位选取：耳穴的眼穴。双眼近视，于双侧眼点埋针；单眼近视，于同侧眼点埋针即可。

（2）操作方法：用75%乙醇消毒后，将消毒好的揿针对准眼点，压刺进入后，上贴小胶布块以固定，并按揉片刻即可。埋针后应每天按揉耳垂3～4

次，以加强刺激。每周埋针 1 次，4 次为 1 疗程，连续治疗 8 次。

6. 方法六

（1）穴位选取：取双侧耳部的眼穴。

（2）操作方法：经消毒后，将耳针刺入此穴，并用小方胶布固定耳针。同时以肝、肾埋压王不留行籽，然后进行按揉。嘱患者每天自行按摩埋针贴药处，并配以按摩太阳、翳风、风池穴。按揉时睁开眼睛向远处观望，使远处树木从模糊到清晰。一天坚持 3 次，以晨起为主，5~7 日换药一次，10 次为 1 疗程，疗程间隔 1 周。

（四）调治近视的耳穴压穴疗法

1. 方法一

（1）穴位选取：肾、肝、近视 1（位于耳穴食道与口之间）、近视 2（位于皮质下与内分泌交界处）、枕、目 1、目 2 等穴。每次选 4~5 穴进行治疗。

（2）操作方法：选用耳穴探测仪，在相应区域探出敏感点，用 75% 乙醇局部皮肤消毒后，用王不留行籽同适当大小的方块胶布贴附在已选好的敏感点上，再用手指按压，直至局部有充血象即可。嘱患者每天自己按压 3~5 次，每周换药 1 次，4 次为 1 疗程，疗程间隔 1 周。

2. 方法二

（1）穴位选取：取双耳的眼穴、神门穴、目 1、目 2。

（2）操作方法：用 $1.5cm^2$ 的胶布包裹预先备好的中药（青葙子、王不留行籽、麝香、冰片等），贴于每耳部穴位，5~7 日治疗 1 次。患者每日在贴药穴位处按摩 10 次，每次按摩至上眼及眉毛区有热感，以提高疗效。

3. 方法三

（1）穴位选取：目 1、目 2、肝、肾、神门、脾、心、眼。

（2）操作方法：先制作一个眼镜架，眼架上放置核桃皮，核桃皮需要用"野菊花""石决明"浸泡两日后方可使用。艾条距核桃皮 1 寸，治疗时闭眼，灸 20 分钟，每日 1 次，两周 1 疗程。同时配合耳穴埋豆治疗，每次一只耳，选用 5~6 个穴，一周换一耳，2 周为 1 疗程。

4. 方法四

（1）穴位选取：肝、肾、眼、目 1、目 2、皮质下、神门。每次取一侧耳穴，左右交替。

（2）操作方法：用中药当归、红花、胡椒等药液浸泡王不留行籽 1 周，将浸泡后的王不留行籽粘在适当大小的方块胶布上备用。用特制小钢夹夹眼、皮质下、肝、肾的敏感点，10 分钟后取掉钢夹。经消毒穴位后，将王不留行籽贴压在所选穴位上，嘱患者每日按压 3~5 次，每次 2~3 分钟，以耳有灼热感为度。每周换药 3 次，2 周为 1 疗程，有效者再巩固 1 疗程，巩固期间每周换药 1~2 次，治疗期间要注意用眼卫生。

5. 方法五

（1）穴位选取：

主穴取眼、肝、肾、目 1、近视 1、神门；配穴取目 2、枕、心。

每次取双耳 3~4 个主穴，2~3 个配穴。

（2）操作方法：采用耳穴贴压决明子。

6. 方法六

（1）穴位选取：肾、肝、近视 2、目 1、目 2、眼、肝。

（2）操作方法：耳穴压油麻籽法。

7. 方法七

（1）穴位选取：主穴取眼、目 1、目 2、新眼点；配穴取枕、肝、肾。

（2）操作方法：采用耳穴贴压王不留行籽法。

8. 方法八

（1）穴位选取：肝、肾、眼、目 1、目 2、光明 1、光明 2 等。

（2）操作方法：耳穴贴压磁珠丸法。

9. 方法九

（1）穴位选取：一组取眼、目 1、目 2、肾、肝。二组取太阳、肝、神门以及这三个穴位的耳背相对处。

（2）操作方法：耳穴贴压白芥子。

10. 方法十

（1）穴位选取：以肝、肾、神门、眼、目 1、目 2 为主穴，根据患者全身情况，酌情选加心、脾、肺、皮质下、新眼点等穴。

（2）操作方法：以 75% 酒精消毒耳郭皮肤，用消毒的眼科用玻璃棒在所取耳穴区域内探测敏感点。选用生王不留行籽压于敏感点上，外贴 $0.8cm^2$ 大小胶布固定。按压胶布下王不留行籽，使耳穴周围皮肤发红充血。嘱患者回家后，每日按压 4~6 次，3 日换药 1 次，左右耳交替贴压。5 次为 1 疗程。

11. 方法十一

（1）穴位选取：眼、目1、目2、肝（或脾）。

（2）操作方法：将患侧耳郭常规消毒，测定敏感点后用"急性子"药粒贴在胶布上固定于敏感点。患者每日用手指在小胶布上按压 3~4 次，每次 50~100 下，每周换贴 1 次，连续 5 次为 1 疗程，疗程间隔 1 周。治疗过程中，患者要配合作眼保健操，并注意纠正不良用眼习惯。

12. 方法十二

（1）穴位选取：心、肝、肾、眼为主穴，目1、目2为配穴。每次选用 2~3 耳穴点（主、配各 1 穴或主穴 2 配穴 1）。

（2）操作方法：在选用的每一耳穴点上各用胶布将王不留行籽一粒贴于其上，嘱患者每日早、午、晚各用手指轻轻按压每一贴药的耳穴 30 次。隔 3 日治疗 1 次，每 5 次为 1 疗程，治疗时患者注意用眼卫生。

13. 方法十三

（1）穴位选取：肝、肾、眼、目1、目2。

（2）操作方法：将胶布剪成 $0.8cm^2$ 大小，将王不留行籽一粒粘贴在胶布中心备用。贴压时将王不留行籽对准上述耳穴中心点，固定药籽。两侧耳穴同时贴压，一周换籽贴压 1 次，4 次为 1 疗程。每一疗程后，间隔一周复查视力。

14. 方法十四

（1）穴位选取：选取耳穴心、肝、肾、目1、目2、眼。

（2）操作方法：以小胶布把王不留行籽一粒贴在上述穴位上，并嘱患者以拇指和食指在被贴压的穴位上按揉，每日按揉 3 次以上，每次不少于 3 分钟。每隔 3 天换另一耳贴压，8 次为 1 疗程。

15. 方法十五

（1）穴位选取：肝、肾、心、神门、眼、目1、目2，每次取一侧 5~6 穴，左右交替使用。

（2）操作方法：用耳穴探测仪在所选的穴区探出敏感点，然后将准备好的王不留行籽贴在已选好的敏感点上,再用食指、拇指循耳前后捻压片刻,患者感到胀、微痛或灼热,并留置2天,至下次治疗时除去,更换另一只耳穴贴压。2日换药1次,6次为1疗程,休息3日,继续下一疗程。视力正常后,仍需巩固1个疗程,巩固疗程期间可3~4日换药1次。治疗时,患者每日自己按压穴位3~5次,每次3~5分钟。同时注意用眼卫生,或配合眼保健操,切不可长时间看电视。

16. 方法十六

(1)穴位选取:双侧肾区、肝区、皮质下、内分泌、耳背心、耳背肾。

(2)操作方法:每次在1侧耳郭正面任选3穴,背面选1穴之敏感点粘贴,每周交换耳郭贴压。

17. 方法十七

(1)穴位选取:选用单侧耳穴目1、目2、眼、肝、新眼点。

(2)操作方法:用0.5cm×0.5cm大小脱敏胶布,将王不留行籽贴压于上述穴位,每日按揉3次,每次约10分钟。每隔1日便换贴另一侧耳穴,10次为1疗程。

18. 方法十八

(1)穴位选取:以肝、新眼点、目1、目2、眼为主穴;配以肾、心、脾、胰胆、神门、交感等。

(2)操作方法:治疗时,先用75%乙醇棉球擦拭耳郭进行消毒,再选准耳郭正面穴位,用消毒好的夹子钳夹。每次夹10分钟,10次为1疗程。

19. 方法十九

(1)穴位选取:心、肝、肾、眼为主穴;配以目1、目2。

(2)操作方法:上穴每次选2~3个,将王不留行籽用胶布贴于穴位。嘱患者每日早、午、晚揉按每穴30次,隔3日治疗1次,5次为1疗程。

20. 方法二十

(1)穴位选取:①神门、肝、眼;②神门、新眼点;③耳尖、肾、目1、目2。均双侧。

(2)操作方法:消毒耳穴后,用胶布将王不留行籽贴附于耳穴,每日自行按揉1~2次,每次1~2分钟,于第6或第7日取下,第8日换贴另1组穴位。3组轮取，10次为1疗程。

21. 方法二十一

（1）穴位选取：肝、肾、内分泌、神门、眼、目1、目2。

（2）操作方法：每次用4～5穴，采用耳穴贴压王不留行籽。

22. 方法二十二

（1）穴位选取：肝、心、肾、交感、皮质下、眼、目1、目2。

（2）操作方法：采用耳穴贴压王不留行法。

23. 方法二十三

（1）穴位选取：肝、肾、神门、交感、眼、新眼点、目2。

（2）操作方法：采用耳穴贴压王不留行法。

24. 方法二十四

（1）穴位选取：肝、肾、心、神门、眼、目1、目2。

（2）操作方法：耳穴贴压王不留行。

25. 方法二十五

（1）穴位选取：①近视1、肝、皮质下；②近视2、眼、肾。

（2）操作方法：两组穴交替使用，采用耳穴贴压王不留行籽。同时配合每天望远方绿色草木3次，每次25分钟，并坚持做眼保健操2次，最好不看电视，阅读每次不超过40分钟。

26. 方法二十六

（1）穴位选取：主穴取心、肝、脾、肺、肾；配穴取眼1、目1、目2、新眼点。

（2）操作方法：耳穴贴压王不留行籽法。

27. 方法二十七

（1）穴位选取：主穴取眼、目1、目2、肝；配穴取心、耳尖、脾，体质较差者配肾上腺、胃等穴。

（2）操作方法：耳穴贴压王不留行籽法。

28. 方法二十八

（1）穴位选取：主穴取肝、胆、肾、心、脾。配穴取目1、目2、眼。

（2）操作方法：采用耳穴贴压王不留行籽法。

29. 方法二十九

（1）穴位选取：心、肝、肾、眼、目1、目2。

（2）操作方法：耳穴贴压王不留行籽。

第四节 近视的预防和保健

长期使用眼睛容易产生视物模糊、视疲劳、干眼症等情况。因此，为了保护视力，应间歇式用眼，同时多做缓解眼疲劳的动作。

一、近视的预防

中医强调"治未病"，即在疾病发生之前，通过调养身体，增强抵抗力，预防疾病的发生。近视的预防也应从调养身体入手，具体方法如下。

（一）调整作息

保证充足的睡眠时间，晚上11点前入睡，有利于肝血的滋养和恢复。避免熬夜，减少肝脏负担，有助于维护肝脏的健康，从而保护视力。

（二）合理饮食

饮食应以清淡、易消化为主，多吃新鲜蔬菜、水果，补充维生素A、维生素C、维生素E等抗氧化物质，有助于保护眼睛免受自由基的损害。同时，适量摄入富含优质蛋白的食物，如瘦肉、鱼类、蛋类等，有助于眼睛组织的修复和更新。避免暴饮暴食，以免损伤脾胃，影响气血的生成和运输。

（三）适度用眼

用眼时间不宜过长，每隔45分钟应休息5~10分钟，远眺放松眼睛。避免在昏暗的环境下阅读、写字或使用电子产品，以减少眼睛的疲劳和损伤。

（四）调节情绪

保持心情舒畅，避免情绪波动过大。中医认为，情志内伤是导致脏腑功能失调的重要原因之一。因此，学会调节情绪，保持平和的心态，有助于维护脏腑功能的正常运作，从而保护视力。

（五）适当锻炼

适当的体育锻炼可以促进血液循环，加速新陈代谢，有助于眼睛得到充足的血液滋养和营养供应。此外，运动还可以缓解压力，改善睡眠，有助于维护身体的整体健康。

二、近视的保健

对于已经近视的人群，除了采取上述预防措施外，还应注重眼睛的保健，以延缓近视的发展。具体方法如下。

（一）热敷眼部

用热毛巾或热水袋热敷眼部，可以促进眼部血液循环，缓解眼睛疲劳。热敷时，注意温度适中，以免烫伤皮肤。每天热敷2~3次，每次10~15分钟。

（二）中药熏洗

用具有明目功效的中药，如菊花、决明子、密蒙花等，煎汤熏洗眼部。熏洗时，先闭上眼睛，用热气熏蒸眼部，待药液温度适宜后，用纱布蘸取药液擦洗眼部。每天熏洗1~2次，每次15~20分钟。但需注意的是，中药熏洗应在专业中医师的指导下进行，以免药物过敏或刺激眼睛。

（三）眼保健操

坚持每天做眼保健操，可以锻炼眼部肌肉，增强眼睛的调节能力。眼保健操的动作应准确、到位，每个动作重复8~16次，每天做2~3遍。

（四）佩戴合适的眼镜

对于近视度数较高的人群，应佩戴合适的眼镜进行矫正。眼镜的度数应准确，镜框应舒适，以免对眼睛造成压迫和不适。同时，定期更换眼镜，以保持镜片的清晰度和透明度。

（五）避免剧烈运动

近视人群应避免进行剧烈运动，如跳水、拳击等，以免对眼睛造成冲击和损伤。在进行体育活动时，应佩戴护目镜等保护装备，以减少眼睛受伤的风险。

（六）定期检查视力

定期进行视力检查，可以及时发现近视的发展情况，并采取相应的干预措施。建议每年至少进行1次视力检查，对于近视度数增长较快的人群，应适当增加检查频率。

（七）中医调理

根据个人的体质和症状，采用中医方法进行调理。如针灸、拔罐、刮痧等中医理疗方法，可以疏通经络，调和气血，缓解眼睛疲劳和近视症状。但需注意，中医调理应在专业中医师的指导下进行，以免误用方法，损害身体健康。

第二章

干眼症

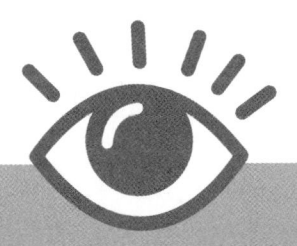

第一节　干眼症的基础知识

一、何谓干眼症？病因是什么？

干眼症是目前对视觉健康和日常生活质量造成不良影响的最为普遍的眼表病，既往有"办公室综合征""角结膜干燥症""干眼症"等各种命名。由于人们对干眼的认知与了解不断推进，于2007年第1次国际干眼工作小组报告（Dry Eye Workshop I，DEWS I）上将名称正式定义为干眼症，并将它定义为一种疾病。

干眼症是由多种原因所致的慢性眼表病变，是由于泪液的性质、量和动力学功能失常所引起的泪膜不稳定以及眼表微环境失去平衡，它可以伴随眼表炎症反应、组织损伤和神经异常，从而引起眼睛的各种不适症状和（或）视功能障碍。导致干眼的疾病原因比较多，一个患者也可以由多个原因共同导致。常见因素主要有以下几种。

（一）眼局部因素

主要是指涉及眼睛局部的感染和其他免疫因素相关性的病变，例如过敏性结膜炎、感染性结膜炎、角膜上皮基底膜下神经纤维丛密度异常、泪腺、睑板腺、眼表上皮细胞（杯状细胞）及角膜神经功能异常、螨虫性睑缘炎、睑缘结构异常等；各种原因引起的泪液动力学异常，如眼睑皮肤及结膜松弛症、泪阜部增生、眼睑痉挛、眼型痤疮等。

（二）全身因素

许多全身性病变都和干眼有关，尤其免疫疾病和内分泌系统失调都会引起干眼。例如干燥综合征、史-约综合征（Steven-Johnson综合征）、各类结缔组织与胶原血管病、糖尿病、移植物抗宿主病、严重的肝脏功能异常、甲状腺功能异常和痛风等，尤其更年期后的女性出现干眼患者更为常见，雄激素缺乏症、维生素A缺乏也更容易引起干眼。

(三)环境因素

包括空气质量差、光污染、辐射、高海拔、低湿度和强风等。

(四)生活方式相关性因素

比如长时间使用视频播放终端、长期近距离凝视屏幕、眨眼减少、睡眠质量差或严重不足、长时间吹空调、长期配戴软性亲水接触镜、长时间熬夜开车、眼部过度化妆以及吸烟等。

(五)手术相关因素

各种眼部手术都可以导致眼表面的平滑程度变化以及曲率改变等泪液动力学的异常,也可能会引起泪腺、副泪腺、睑板腺、眼表上皮细胞、角膜上皮基底膜下神经纤维丛缺失,尤其激光角膜屈光手术、白内障摘除手术等导致干眼的发病率较高,多数患者在术后3~6个月康复,而个别患者则可能持续较长时间。

(六)药物相关因素

主要包括涉及人体全身和局部的用药。全身性的用药,如具有抗抑郁、抗组织胺、抗胆碱、抗精神病等作用的药物,还有异维甲酸、利尿剂、避孕药物、全身化疗药物等;局部用药如抗病毒药物、抗青光眼药物(受体阻滞剂等),以及含一定防腐剂的滴眼液、眼膏、眼部使用的消毒剂等。

(七)其他因素

除了上述原因外还可能有心理因素,如过度忧虑、抑郁等不良情绪也可能会引起干眼。

二、什么是泪膜?

泪膜是泪液在结膜囊均匀地分布,形成一层液体的薄膜。泪膜的厚度只有7~10μm。它从内到外可以分为黏蛋白层、中间水液层和脂质层。最内层黏蛋白层的厚度只有0.02~0.1μm;中间层水液层是泪膜的主体,平均厚度7~10μm,占了泪膜厚度的98%,它能保持角膜、结膜的湿润,是维持泪液正常行使生理功能的主要部分;最外层的脂质层厚约0.1μm,它的作用是防止水样的泪液直接与空气接触,从而减少蒸发。其实三层泪膜是渐变的,没有清晰的界限。泪膜具有保持眼球湿润和改善眼睛屈光性能的作用。

三、干眼症如何分型？

（一）水液缺乏型干眼症

因水液性泪液生成不足和（或）质的异常而引起，如干燥综合征和许多全身疾病引发的干眼。

（二）脂质异常型干眼症

由于脂质层的质或量出现异常而引起，如睑板腺功能障碍、睑缘炎及各种引起泪液蒸发增加等因素造成的干眼。

（三）黏蛋白异常型干眼症

由于各种因素异常造成眼表杯状上皮细胞受损伤所致。目前，有关医学研究通过结膜印迹细胞检查法以及进行蕨样试验可直接了解黏蛋白缺乏，然而临床上还没有直接检测黏蛋白缺乏的方式，丽丝胺绿和虎红染色能够间接表明缺乏黏蛋白覆盖的区域。临床眼表药物的毒性损伤、化学性眼外伤、热烧伤及角膜缘功能障碍、长期佩戴接触镜等造成的干眼，一般属于此种类型。

（四）泪液动力学异常型干眼症

因双眼泪液的各种动力学异常所引起，包括双眼瞬目异常（例如双眼瞬目运动频率明显降低、不完全瞬目等）、泪液排出出现异常、结膜松弛和眼睑异常等引起的干眼。本类别的干眼包括某些视频终端综合征及各种原因导致的神经麻痹性或暴露性眼睑闭合不全。

（五）混合型干眼症

该类型是临床最为常见的干眼症类型，是由以上两种或两种以上因素所引发的干眼。实际上大部分患者在干眼疾病早期都仅仅是单一型干眼，因疾病没有得到有效治疗和控制，逐渐发展为混合型干眼。明确患者早期的干眼类型，对疾病的诊断和后续治疗都有益处。

四、如何区分轻度、中度、重度干眼症？

（一）轻度

裂隙灯显微镜下检查无明显眼表损伤体征（角膜荧光素染色点＜5个），泪膜破裂时间（BUT）在2s及以上。

（二）中度

裂隙灯显微镜下检查角膜损伤范围不超过2个象限和（或）角膜荧光素染色点≥5个且<30个，BUT在2s及以上。

（三）重度

裂隙灯显微镜检查角膜损伤范围2个象限及以上和（或）角膜荧光染色点≥30个，BUT<2s。角膜荧光素染点融合成粗点、片状或伴有丝状物。

一个判断干眼症严重程度的重要指标是泪液分泌量，由于希尔默（Schirmer）试验检查的稳定性及重复性不尽人意，所以没有把其结果作为干眼严重程度分类的指标。不过在某些情形下，它也可以用作参考指数，例如Schirmer试验结果是0，就可以看作是重度干眼。

五、干眼症的中医病因病机是什么？

中医症将干眼归属于"神水将枯症""白涩症"等范畴，在古代医籍中早已有相关论述，其具体病因病机分述如下。

（一）邪热留恋

暴风客热或天行赤眼迁延不愈，余邪未清，隐伏于肺脾之络，影响津液输布，目失濡养，而致本病。

（二）肺阴不足

外感燥热之邪内客于肺，久病伤阴致肺阴不足，或近距离精细、伏案工作，长时间盯注视屏，瞬目运动减少，或久经风沙尘埃、暴露于强光之下，或滥用眼药，药毒久储，均可耗伤肺阴，使肺阴不能上润于目，目乏津液濡润而干涩不爽，不耐久视发为本病。

（三）脾虚湿热

久坐少动，气血运行失畅，或恣食肥甘厚腻，损伤脾胃。脾胃虚弱，湿热内蕴，影响津液正常输布，运化水湿失职，清阳不升，气化不利，津液不能上承于目而导致本病。

（四）肝肾亏虚，阴血不足

因伏案工作日久，或因熬夜、失眠等损伤肝肾之阴液，肝肾阴虚，精血亏虚，则泪液生化之源不足，致泪液生化无源，或阴虚火旺，虚火上炎，津亏泪少，目失润泽生燥，而发为本病。

第二节　干眼症怎么诊断

一、干眼症常用的检查技术有哪些？

（一）干眼症问卷

干眼症状的呈现方式多种多样，主要有眼干涩、异物感、烧灼感、眼痒、疼痛、眼红、视觉疲劳、视物模糊不清、视力波动等。对其评价必须定量，并根据发生危险因素和临床特点设计问卷量表，这就给临床上提供了简便、易行的初级评价方式。对眼表的不适症状、视觉功能、心理状况以及生活质量等作出分析，同时还对病史，尤其是对干眼等相关的风险因素进行量化评估，以便协助眼科专业医生作出初步判断。临床上常见的干眼问卷量表有中国干眼问卷量表、OSDI量表、DEQ-5量表、SPEED问卷等。

（二）泪膜稳定性检测

泪膜稳定性丧失，主要表现为泪膜的破裂时间减少，以及泪膜形态变化。检验方式大致分为下列两类。

（1）荧光素染色泪膜破裂时间：为目前临床上较常见和采用的方式，需在常温、相对湿度适当、避光好的室内环境下进行。标准检测方法：使用无多余残留的抗生素滴眼液湿润荧光素试纸，然后接触下眼睑睑缘，或者用灭菌滴管吸取1%荧光素钠溶液（2μL）滴于结膜囊，嘱患者瞬目3~4次使荧光素涂布于眼表，双眼平视前方，从最后一次瞬目至角膜出现第一个黑斑的时间即为泪膜破裂时间，测量3次取平均值。

（2）非接触式泪膜破裂时间：采用Placido环投射的原理，并结合自动解析软件，以测定泪膜随时间而破裂的位点与持续时间。NIBUT的重复性和传统FBUT测定值的一致性长期处于争论之中，不过由于此方法对于眼表的干扰程度很小，近年来已逐步在临床推广应用。FBUT检测方式相对简单，适于临床应用，但属于侵入性检测，在一定程度上影响了泪膜的真实状况，所以对达到临界范围的干眼患者，检测结果会出现误差。NIBUT检查还需提高敏感度、精确度和可重复性，才有望作为反映泪膜稳定性的主要指标。

（三）泪液分泌量检测

泪液分泌量反映了泪腺和副泪腺等眼表组织的分泌功能和泪液产生与清除的动态平衡，检查的方式分为以下三种。

1. 泪河高度测量

泪河高度是指裂隙灯显微镜下观察泪液与睑缘交接处形成的内凹形弧面的高度，通过测量泪液储留的高度，从而间接评估泪液分泌量，当泪河高度≤0.35mm则表明泪液分泌减少。泪河高度也可使用眼表综合分析仪的分析软件进行测量，泪河高度≤0.2mm为干眼诊断的界值。泪河高度测量对患者眼部的刺激性小，但易受到眼睑解剖因素影响，尤其当患者有眼睑皮肤松弛、球结膜松弛、睑内外翻、眼睑瘢痕及泪器等疾病，该测量方式的变异度较大。

2. 泪液分泌试验（Schirmer试验）

该实验主要包括Schirmer I 和 Schirmer II 两种，Schirmer I 试验是无麻醉测试，反映主泪腺的分泌功能（生理分泌）；Schirmer II 试验是表面麻醉后测试，反映的是副泪腺的分泌功能（基础分泌）。具体方法：使用Schirmer试纸（5mm×35mm），将头端向内侧对折置于下眼睑外中1/3交界处的结膜囊，测量5min内泪液浸湿试纸的长度。此方法的局限性是重复性不强。对泪液分泌量的检测来说，诊断重度水液缺乏型干眼的重要方法之一是无麻醉Schirmer I，如干燥综合征，但由于它是侵入性检查，并且检测结果变异性很大，结果不稳定，尤其是因睑板腺功能障碍（MGD）继发的脂质异常型干眼，这类干眼主要是由于泪液的质发生了变化导致泪液分泌量的少量减少，所以在放入试纸时，出现的反射性溢泪很可能会掩盖真正结果。

3. 酚红棉线检查

该检查的操作方法是将酚红棉线放在下眼睑外中1/3交界处的结膜囊，测量放置15s后，经过泪液湿润的棉线变色的长度，当其长度≤20mm即表明泪液分泌减少。棉线检查相对于Schirmer试纸对眼部刺激小，患者接受度更高。酚红棉线检查引起反射性泪液分泌的程度较轻，能够作为Schirmer I 试验的一种补充检查方法，从而提高水液缺乏型干眼诊断的准确性。

（四）眼表细胞染色

当眼表细胞的完整性受损伤，就能够被特定染料染色，眼表损伤越严重染色的程度就越深。所以，眼表细胞染色的检测可以检测上皮细胞屏障功能是否正常以及其是否完整，是评价干眼严重程度的指标之一。荧光素钠染色法是临床最常见的方法，使用荧光素钠检测试纸接触角膜、结膜上皮、下眼睑睑缘，然后用裂隙灯显微镜的钴蓝光观察可出现绿色点、片状着染以及缺损溃疡等不同的形态。另外，丽丝胺绿和虎红能够使变性或死亡的上皮细胞被染色，还能够把缺乏黏蛋白的上皮细胞染色，这就在一定程度上为诊断黏蛋白缺乏型干眼提供了依据。要注意的是，虎红刺激性比较大，对细胞具有一定程度的毒性。

（五）眼科影像学检查

1. 激光角膜共聚焦显微镜

其功能是对角膜内免疫细胞数量、神经纤维形态及密度作出科学分析，提供诊断信息，从而评估干眼的炎症反应和神经纤维改变。不过，它也有一定的缺陷，它所提供的成像范围较为狭窄，并且没有专业的量化分析软件。

2. 泪液干涉成像

一般情况下，正常人的瞬目眨眼频率是每分钟 10~15 次。泪液干涉成像设备能够对患者眨眼的频率以及完全度进行分析，并且可以对泪膜脂质层厚度自动进行测量。

3. 睑板腺成像

通过红外图像技术可以透视观察睑板腺的形态，看到睑板腺有无缺失及其形状改变，是一种客观地评估睑板腺形态改变的检测方式。

（六）睑缘及睑板腺检查

睑缘及睑板腺是组成泪膜功能单位的重要结构。睑板腺功能障碍是临床最常见的引起干眼的原因。对睑缘和睑板腺进行检查能够评估它的形态改变，对于诊断睑板腺功能障碍具有非常重要的意义。

1. 睑缘异常征象

睑板腺功能障碍患者通常会发生睑缘增厚、圆钝、形状不规则，另外，有睑缘充血、毛细血管扩张以及新生血管形成，还有 Marx 线（皮肤黏膜交界处）前移或睑板腺开口后退，以及睑板腺开口异常表现，例如开口隆起、脂栓等。

睫毛异常则会出现袖套征，可以进一步进行螨虫相关检查。

2. 眼睑刷检查

眼睑刷的位置在睑缘内缘，起于睑板腺开口后方皮肤黏膜交界处，也可以与Marx线相邻，止于睑板下沟睑缘侧，眼睑刷在瞬目时与眼球的表面发生接触，让眼表布满泪液，使泪膜形成以及维持保护眼表细胞的完整性是它的主要功能。

3. 睑板腺形态和功能检查

诊断睑板腺功能障碍的常规检查之一是检查睑板腺形态和功能。可以通过对睑板腺进行影像学检查，评估睑板腺缺失程度；还可以够通过观察睑板腺开口状态，挤压眼睑检查睑脂排出难易程度和性状来进行判断。

二、干眼症的诊断标准是什么？

患者主诉眼部有干涩、异物、烧灼感、视疲劳、眼红、视力下降等主观症状其中之一，中国干眼问卷量表≥7分或眼表疾病指数（OSDI）≥13分；并且，FBUT≤5s或NIBUT＜10s或者SchirmerⅠ试验（无麻醉）≤5mm/5min，即可以诊断干眼。

患者有干眼症相关的症状，中国干眼问卷量表≥7分或OSDI≥13分；并且，FBUT＞5s且≤10s或NIBUT为10~12s，SchirmerⅠ试验（无麻醉）＞5mm/5min且≤10mm/5min，则应该采用荧光素钠染色法来检查角结膜，染色阳性（≥5个点）可诊断干眼症。

严重程度可以依据泪膜稳定性和荧光素钠染色法评分，在干眼诊断的基础上作出分级。合理诊断干眼，分析关键指标的异常程度，有助于初步判断干眼的分型。当患者泪液分泌显著减少时（SchirmerⅠ试验≤2mm），则可认为是水液缺乏型干眼；如果患者泪膜稳定性显著下降（FBUT或NIBUT≤5s），但是泪液分泌量仅仅是轻度异常（SchirmerⅠ试验5~10mm），则可以考虑是脂质异常型干眼。在诊断过程中不能忽视干眼症状与体征的分离情况，患者如果未出现症状或者症状比较轻微，但是泪膜功能或者眼表损伤明显，也应诊断为干眼。这一类患者在角膜敏感性或角膜共聚焦显微镜检查时，往往表现为角膜神经结构或功能受损引起的角膜知觉不敏感。如果患者干眼症状明显但体征相对轻微，应该考虑是否有其他因素导致角膜神经病理性疼痛。

三、干眼症与其他眼表疾病如何鉴别？

干眼症与其他眼表疾病的鉴别见表2-1。

表2-1 干眼症与其他眼表疾病的鉴别

	干眼	视疲劳	慢性结膜炎	过敏性结膜炎
病因	泪液的质和量异常或流体动力学障碍	屈光参差	多种原因引起的结膜组织慢性炎症反应	接触过敏原
主要症状	眼部干涩、异物感等	眼畏光、酸胀、疲劳	眼部异物感、痒、畏光、流泪	眼痒、眼红
常见体征	泪膜功能异常，眼表细胞染色阳性	眼部体征轻微	结膜渗出物、结膜乳头或滤泡增生	结膜充血，睑结膜乳头增生，黏丝状分泌物
辅助检查	干眼相关检查	集合调节功能检查、综合验光检查	结膜刮片细胞学检查	过敏原测试、结膜刮片染色

四、干眼症如何辨证分型？

本病的主要临床表现是眼部常干涩不爽，瞬目频频，微畏光，灼热微痒。检视白睛，不红不肿或隐见淡赤血络，眼眦部有白色泡沫状眼眵，睑内如常或微见赤丝细脉，黑睛于显微镜下或见细小星翳。其具体分型根据《中医临床诊疗指南·眼科疾病》分述如下。

（一）邪热留恋证

本证常见于暴风客热或天行赤眼治疗不彻底，或风、热、燥、湿等病邪伤目过久后，致白睛遗留少许赤丝细脉，迟迟不退，睑内也轻度红赤，可有少量眼眵及畏光流泪、干涩不爽等；苔厚，脉浮。

（二）脾胃湿热证

眼内干涩隐痛，眼眦部常有白色泡沫状眼眵，白睛稍有赤脉，病程持久难愈；可伴有口黏或口臭，便秘不爽，溲赤而短；舌苔黄腻，脉濡数。

(三)肺阴不足证

目珠干燥无光泽,白睛微红,灼痒磨痛,眼眵干结微黄,口干鼻燥,舌质红少津,脉细数。

(四)肝肾阴虚证

眼干涩畏光,双目频眨,视物欠佳,白睛隐隐淡红,久视则诸症加重;全身可兼见口干少津,腰膝酸软,头晕耳鸣,夜寐多梦;舌质红,苔薄,脉细数。

第三节 干眼症怎么治疗

一、干眼症的主要治疗原则是什么？

干眼症的治疗原则是根据干眼的类型和程度给予个体化治疗，同时使患者适应慢病管理体系。治疗方案的基本原则是从简单到复杂、从无创到有创。中医依据辨证论治采用滋阴润肺、宣畅气机、补益肝肾、清热利湿等治法。

二、干眼症主要有哪些治疗方法？

（一）针对病因治疗

导致干眼症的原因复杂，如不健康的生活习惯及工作方式、与年龄有关的内分泌影响、精神心理因素、环境污染、全身性病变、眼局部疾病以及应用药物的影响等。每例患者的发病原因可能是单个因素，也可能多因素混杂。首先根据已知的原因着手治疗，缩短电子产品的使用时间，并且增加有效瞬目；改变工作、生活环境，例如不熬夜、改正不好的用眼习惯、矫治眼睛屈光不正等。针对因睑缘疾病所造成的干眼，应该积极处理睑缘疾病，如进行睑缘清洁；对全身免疫疾病或其他疾病所致的干眼，应协调有关专科医生联合治疗原发病。

（二）药物治疗

药物治疗包括以下三种：①润滑眼表和促进修复。②抗感染治疗。③抗菌药物治疗，当合并有细菌感染时可应用抗菌治疗，如合并有感染睑缘炎。

三、目前眼科临床常用于治疗干眼症的药物有哪些？

（一）人工泪液

玻璃酸钠眼液、聚乙二醇眼液、聚乙烯醇眼液、羧甲基纤维素眼液等，使用频率是每日4次，也可以根据病情的发展状况增加或者减少使用次数。

（二）促进泪液分泌的滴眼液

目前，在中国及部分亚洲国家临床使用的促进泪液分泌药物是促黏蛋白分泌的P2Y2受体激动剂（如地夸磷索钠滴眼液）。

（三）促眼表修复的滴眼液

目前主要有成纤维细胞生长因子、表皮生长因子、维生素A等为主要有效成分的滴眼液，这些药物具有促进角膜上皮增生、维护眼表微环境的作用。

（四）眼用血清制剂

常用的眼用血清制剂主要是自体血清和小牛血去蛋白提取物眼部制剂，自体血清制剂含有多种生物活性成分，能够对眼表上皮修复起促进作用，有益于眼表微环境，适合多种原因引起的中度、重度伴有眼表上皮损伤及角膜神经痛的干眼。

（五）抗炎药物

目前临床应用的抗炎药物主要包括3类，即糖皮质激素、非甾体类抗炎药和免疫抑制剂。

（1）局部用抗菌药。

（2）甲硝唑凝胶：主要用于与蠕形螨或厌氧菌感染相关的睑缘炎及干眼。

（3）红霉素、金霉素眼膏：主要用于睑缘炎和伴炎症反应的睑板腺功能障碍。

四、如何选择干眼症常用药物？

依据干眼症的不同类型、程度和患者使用的舒适度等因素综合进行个性化的选择。黏稠度较低的人工泪液适合轻度干眼，黏稠度较高的人工泪液适合中度、重度干眼。睑板腺功能障碍等因为脂质层异常引起的干眼，则需优先选择成分中含有脂质的人工泪液。需要高频率（如每天6次以上）长期使用人工泪液的患者，应该优先选择不含防腐剂的人工泪液。眼用凝胶、膏剂因为在眼表面维持的时间相对较长，适合用于重度干眼症，由于它的使用会导致短暂的视力模糊和眼部不适，宜在睡前使用。不同患者对不同人工泪液舒适度的感受会存在个体差异，医生应该选择患者舒适度高以及依从性较好的滴眼液。

五、抗生素如何使用？

甲硝唑主要用于蠕形螨或者厌氧菌感染引起的睑缘炎及干眼，使用方法是在睑缘局部涂抹2%甲硝唑凝胶，每天早、晚各1次，一般持续2~3个月，从而减少睑缘蠕形螨的数量。需要注意的是，使用期间药物会损伤眼表引起不良反应。红霉素、金霉素眼膏主要用于睑缘炎和伴炎性反应的睑板腺功能障碍，使用方法是局部涂抹在睑缘，每天早、晚各1次，一般持续2~4周。

六、不同严重程度干眼症的治疗方案分别是什么？

（一）轻度干眼症

进行健康宣传教育，如改变生活环境、饮食，改善睡眠质量，增强体育训练，减少心理压力，减少或者停止使用有严重不良反应的全身及局部用药，人工泪液按要求使用，或者在局部应用促进泪液分泌滴眼液，必要时开展眼睑物理治疗。

（二）中度干眼症

以轻度干眼症的治疗方式为基础，选用较稠的人工泪液，也可以选择眼用凝胶，或者佩戴湿房镜。对于合并眼表炎症反应的患者，可联合使用抗炎药物治疗。对于水液缺乏型干眼患者，可在有效控制眼表炎症反应后进行泪道栓塞，同时可以配合中医针灸治疗，或中医辨证论治口服中药。

（三）重度干眼症

以中度的治疗方式为基础，选择促进眼表恢复的药物或血清制剂，也可以配戴治疗性角膜接触镜，并根据患者病情选择合适的手术疗法。如果合并全身，尤其自身免疫的病变，应该综合给予治疗。着重发现能加重干眼的原因，例如眼睑闭合不完全、瞬目异常、严重睑板腺功能障碍等，并予以适当的治疗方法。

七、非药物治疗方法有哪些？

（一）物理治疗

1. 睑缘清洁

若睑缘有炎症发生，或有蠕形螨，或脂质堆积的患者，可选择睑缘清洁，这对于治疗眼睑异常特别是睑缘炎及干眼十分关键。通过茶树油的衍生物4-松油醇、秋葵以及含有次氯酸等有抗炎、抗菌、防寄生虫功能的眼部用专业湿巾和清洗液清洁睑缘。

2. 热敷熏蒸

利用局部加热，促使黏稠度增加的睑脂恢复流动性，让睑板腺腺体的功能得到改善和恢复。可以通过热毛巾、蒸汽眼罩或家庭常用的热敷物品进行热敷，一般建议在热敷睑板腺时的水温达到40~45℃，并持续10~15分钟。选择去医院应用专业的眼部熏蒸设备定期熏蒸，能更好地促使睑板腺睑脂的流动与排出。采用中药，如野菊花、桑叶、金银花和密蒙花、决明子等水煎剂，置凉，过滤，取一定量放入超声雾化仪器，进行超声雾化熏蒸，依据情况调节雾化器的温度。

3. 睑板腺按摩

在医院可以进行专业的睑板腺按摩，可用玻棒法、睑板垫法、镊子挤压法等。患者在家也可以自行进行手指按摩，但由于挤压的力量有限，所以只适合于轻微的睑板腺阻塞者。专业睑板腺按摩力量较大，且挤压得更加彻底，疗效更佳，对于中度、重度睑板腺阻塞者来说，应选择去医院进行专业睑板腺按摩。对睑板腺严重堵塞的患者，可以选择使用细小的探针穿刺，以利于睑板腺睑脂的顺利排出。

4. 强脉冲光治疗

强脉冲光能够透过热效应、光调节功能等减轻眼睑缘的炎症反应、除螨，从而减轻睑板腺功能障碍相关干眼患者的症状与体征。

5. 热脉动治疗

该治疗主要适用于脂质异常型干眼，它能够使上、下眼睑的睑结膜面直接加热，与此同时，它能够对睑板腺进行脉冲式按摩。这种独到的设计很好地避免在睑板腺治疗时对角膜和眼球加热挤压，从而极大地提高了治疗的安全性，让患者的依从性得到增加。

6. 泪道栓塞或泪点封闭

该疗法主要针对水液缺乏型干眼，对于其他型干眼患者也有一定功效。对使用人工泪液难以减轻症状的中度、重度干眼症患者，可考虑行泪道栓塞或泪点封闭。通过对泪小点或泪小管的暂时或永久封闭，让泪液排出的途径部分或者全部封闭，从而使自然泪液在眼睛表面停留更长时间。泪道栓一般分为两种，包括暂时性（可吸收型）和永久性（不可吸收型），临床普遍选用暂时性泪道栓以及方便取出的永久性泪道栓。具体方法是先进行泪道冲洗，根据患者泪道不同选择合适泪道栓，将其放入泪小管。泪小点封闭术是永久性封闭泪小点，仅适合无法使用或不能耐受泪道栓的患者，进行泪小点封闭之前需要对患者进行综合评估。

7. 湿房镜

湿房镜通过创造一种相对封闭的环境，使因眼表暴露与空气流通引起的泪液蒸发减少，起到了存储泪液、改善泪膜的作用。有些湿房镜带有释放水蒸气装置，对眼表保湿更加有益处。湿房镜特别适合于使用常规护理方法效果较差的各类型干眼患者。

8. 治疗性角膜接触镜

伴有角膜上皮损伤或者非感染性睑缘病变相关干眼症的患者适合选择高透氧的治疗性软性角膜接触镜。该疗法可短期内让干眼的症状和体征得到改善，但不适合长期佩戴，过长时间佩戴或有感染风险。在佩戴期间，必须严格按期复查，并密切关注角膜损伤状况。

（二）手术治疗

针对严重干眼症，泪液分泌量显著下降，有可能造成视力严重损害的患者，以及使用常规处理方式效果较差的干眼患者，可以考虑手术治疗。手术治疗的方法主要有睑缘缝合术、羊膜移植术、颌下腺和唇腺移植术等。

八、中医眼科对干眼症如何辨证论治？

（一）邪热留恋证

主症：白睛遗留少许赤丝细脉，迟迟不退，睑内也轻度红赤，可有少量眼眵及畏光流泪、干涩不爽；苔厚，脉浮。

治法：清热利肺。

主方：桑白皮汤（《审视瑶函》）加减。

组成：桑白皮 10g，泽泻 10g，黑玄参 6g，甘草 3g，麦冬 6g，黄芩 10g，旋覆花 3g，菊花 3g，地骨皮 10g，桔梗 6g，白茯苓 10g。

（二）脾胃湿热证

主症：眼内干涩隐痛，眼眦部常有白色泡沫状眼眵，白睛稍有赤脉，病程持久难愈。兼见口黏或口臭，便秘不爽，溲赤而短；舌苔黄腻，脉濡数。

治法：清利湿热，通畅气机。

主方：三仁汤（《温病条辨》）加减。

组成：杏仁 15g，飞滑石 18g，白通草 6g，白蔻仁 6g，竹叶 6g，厚朴 6g，生薏苡仁 18g，半夏 15g。

（三）肺阴不足证

主症：目珠干燥无光泽，白睛微红，灼痒磨痛，眼眵干结微黄；兼有口干鼻燥；舌质红少津，脉细数。

治法：滋阴润肺。

主方：养阴清肺汤（《重楼玉钥》）加减。

组成：生地黄 6g，麦冬 4g，生甘草 2g，玄参 5g，贝母 3g，牡丹皮 3g，薄荷 2g，炒白芍 3g。

（四）肝肾阴虚证

主症：眼干涩畏光，双目频眨，视物欠佳，白睛隐隐淡红，久视则诸症加重；兼有口干少津，腰膝酸软，头晕耳鸣，夜寐多梦；舌质红，苔薄，脉细数。

治法：补益肝肾，滋阴养血。

主方：杞菊地黄丸（《医级》）加减。

组成：熟地黄 24g，枸杞子 9g，菊花 9g，山茱萸 12g，山药 12g，茯苓 9g。

第四节 干眼症的预防和保健

一、干眼症可以治愈吗？

干眼症的治疗目标是缓解症状，保护视功能。治疗时应尽可能去除病因，轻度、中度干眼具有可逆性，因此重在缓解症状，以提高生活质量。重度干眼症病因复杂，所以要以治疗原发病为基础，选择合适的治疗方法缓解干眼症状并保护视功能。

二、干眼症防治常用的养生保健方法有哪些？

（一）生活习惯

避免长期或连续使用电子产品，一般在连续使用40分钟后，要休息5~10分钟，并极目远眺或做眼保健操；保持良好的工作姿势，屏幕要低于眼睛，即让电脑屏幕低于人眼平视下约15°，人眼和显示器之间的距离要维持在60cm以上，环境灯光要柔和，显示器灯光也不要过亮；应经常眨眼，提高眼球的湿润度；可在桌上放置加湿器，提高室内空气湿度；减少配戴隐形眼镜；适当锻炼，增强体质，防止身体过于疲惫，保证充分睡眠；避免风沙、烟尘刺激；少食辛辣等。

（二）中药熏洗

中药熏洗是中医治疗干眼症的另一种有效方法。通过煎煮具有润目明目功效的中药，趁热用蒸汽熏蒸眼睛，达到滋润眼睛的目的。

1. 桑叶薄荷熏洗

桑叶和薄荷都具有清热明目的功效。将桑叶和薄荷用水煎煮，去渣后过滤，趁热用蒸汽熏蒸眼睛。每日2次，每次15分钟，能够缓解眼部干涩症状。

2. 黄柏红花熏洗

黄柏能清热燥湿，红花能活血化瘀。将黄柏和红花用水煎煮，趁热用蒸汽熏蒸眼睛，能够改善眼部血液循环，促进泪液分泌，减轻干眼症状。

3. 野菊花黄柏熏洗

野菊花能清热解毒，黄柏能清热燥湿。将野菊花和黄柏用水煎煮，用蒸汽熏蒸眼睛，每日 2 次，每次 15 分钟，能够缓解眼部干涩、疲劳等症状。

（三）气功

气功是中医保健的重要方法。通过练习气功，能够调节人体的免疫力，缓解精神压力，改善眼部血液循环，从而辅助治疗干眼症。练习时需选择空气清新的环境，保持呼吸自然流畅。

（四）中药眼贴

中药眼贴是一种方便易行的治疗方法。将具有润目明目功效的中药制成眼贴，敷于眼部，能够改善眼部血液循环，缓解眼部干涩症状。使用眼贴时需遵循医嘱，注意眼部卫生。

（五）饮食调理

饮食调理对于干眼症的预防和保健具有重要意义。患者应多食用富含维生素A和Ω-3脂肪酸的食物，如胡萝卜、菠菜、鱼类等。这些食物能够改善眼部营养状况，促进泪液分泌，减轻干眼症状。

第三章

白内障

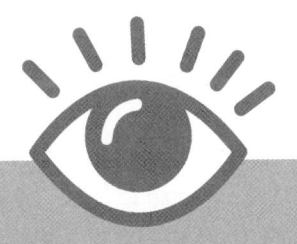

第一节 白内障的基础知识

一、什么是白内障？

白内障是多种原因引起晶状体混浊，透明性下降。从解剖学角度来讲，只要晶状体表面或晶状体内任何部位或大或小的混浊，都称为白内障。但事实上，完全透明的晶状体几乎没有，很多是有着局限性或孤立性微细点状的混浊，且对视力没有影响，也不需进行任何治疗，因此，从有治疗意义的角度考虑，则是对视力产生影响的晶状体混浊才定为白内障。世界卫生组织（WHO）从群体防盲治盲的角度出发，将晶状体混浊且矫正视力（即验光后佩戴眼镜再检查得到的视力）低于 0.5 者称为白内障。

二、黑眼珠发白就是白内障吗？

不一定。人们常说的"黑眼珠"指的是从正面看人眼睛中央黑色的区域。正如前文所说，"黑眼珠"中最前面一层是角膜，后面是眼睛内部的结构。严重白内障患者的眼球，从正面看"黑眼珠"中央是白色的。但是，引起黑眼珠发白的疾病除白内障外，常见的还可以有以下几种。

（一）角膜白斑（斑翳）

由于角膜外伤或角膜疾病造成角膜组织瘢痕可形成角膜白斑，表现为透明的角膜部分或全部呈乳白色混浊。常见的病因有：细菌性角膜炎、真菌性角膜炎、单纯疱疹病毒性角膜炎、角膜软化症、棘阿米巴角膜炎、角膜基质炎、神经麻痹性角膜炎、暴露性角膜炎、蚕食性角膜炎等。肉眼看上去，角膜白斑部分或全部呈白色，而白内障患者"黑眼珠"部分最外面一层（即角膜）是透明的，透过角膜，看到瞳孔区后的晶状体是白色的。

（二）眼内炎

各种原因造成眼内组织发炎、玻璃体积脓、前房积脓，可引起瞳孔区发白。

（三）外层渗出性视网膜病变

多为健康青少年男性，单眼发病，眼底的特点为存在视网膜血管异常扩张，常见微血管瘤，视网膜下大量黄白色渗出，伴有出血和胆固醇结晶的彩色反光，可继发渗出性视网膜脱离，瞳孔区可呈白色。

（四）早产儿视网膜病变

患儿有早产史，低体重，有吸入高浓度氧史。由于早产，视网膜血管尚未发育完全，吸入高浓度氧后，抑制了周边毛细血管的发育，待停止吸氧后，因周围部缺血、缺氧，于生后 4～6 个月双眼发生程度不等的增殖性病变，严重者发生牵拉性视网膜脱离而致盲，瞳孔区可呈白色。

（五）视网膜母细胞瘤

视网膜母细胞瘤是婴幼儿最常见的眼内恶性肿瘤，90% 发生于 3 岁以前。患儿视网膜上有圆形或椭圆形边界不清的黄白色隆起的肿块，以后极部偏下方为多见，肿块的表面可有视网膜扩张或出血，或伴有浆液性视网膜脱离。肿瘤团块可播散于玻璃体及前房中，造成玻璃体混浊，可呈白色外观，也可造成假性前房积脓，或在虹膜表面形成灰白色肿瘤结节。肿瘤长大引起眼内压增高，可见角膜上皮水肿、角膜变大及眼球膨大。晚期，肿瘤可穿破眼球壁，表现为眼球表面肿块或眼球突出等。肿瘤细胞可经视神经或眼球壁上神经血管的孔道向颅内或眶内扩展，或经淋巴管向附近淋巴结、软组织转移，或经血液循环向全身转移，导致死亡。

（六）弓蛔线虫病

儿童喜欢与狗等小动物一起玩耍，这些动物常存在多种寄生虫，弓蛔线虫便是其中一种。儿童被感染后，患儿眼底可出现视网膜脉络膜肉芽肿或炎性玻璃体混浊，瞳孔区可呈现白色反光。

（七）无晶状体眼视网膜脱离

无晶状体眼患者如果发生严重的视网膜脱离，脱离的视网膜隆起度高，面积大，则通过瞳孔区可见到白色的反光。

三、"眼翳"与白内障的区别有哪些？

人们常讲的"眼翳"一般是指医学上的角膜白斑、角膜血管翳与翼状胬肉。

（一）角膜白斑

角膜白斑是严重的角膜炎或角膜外伤后留下的后遗症。角膜组织分为 5 层，其中，除了上皮细胞层和后弹力层损伤后可再生外，其余各层（前弹力层、基质层、内皮细胞层）均不能再生，前弹力层和基质层损伤后，是以瘢痕形式愈合的。病变严重者，角膜的透明性丧失，而以白色的瘢痕组织代替。肉眼看上去，角膜白斑部分或全部呈白色，而我国黄色人种白内障患者"黑眼珠"部分最外面一层（即角膜）是透明的，透过角膜，看到周围环形的虹膜区是黑色的，中央瞳孔区里面的晶状体是白色的。

（二）角膜血管翳

角膜血管翳发生于严重的沙眼及角膜热烧伤后，患者有明显的疾病或外伤史，角膜混浊，角膜表面可见红白相间的新生血管区域。但患者瞳孔区里可以是透明的。

（三）翼状胬肉

翼状胬肉是指睑裂部肥厚的球结膜及其下的纤维血管组织呈三角形向角膜侵入，因其形态似昆虫翅膀而得名，多在睑裂斑的基础上发展而来。近地球赤道附近居民和户外工作的人群（如渔民、农民）发病率高。可能与紫外线照射、气候干燥、接触风尘等有一定关系。患者可单眼或双眼同时发病。胬肉可见于鼻侧或颞侧，甚至两侧同时存在，以鼻侧多见，胬肉大时可遮盖瞳孔区而造成视力障碍。病变发生于结膜及角膜组织，患者晶状体是透明的。

四、看不见就一定是白内障吗？

阅读前文后，相信您很容易理解：发生了白内障以后，就像照相机镜头变混浊了，光线难以照射至胶卷——眼底视网膜，也就难以获得良好的图像，患者有视物不清、视力下降的感觉，起初稍有视物模糊，逐渐加重，最后就只能分辨光亮而看不清东西了。

但是，看不见物体不一定就是白内障，还有许多疾病可以像白内障一样造成视力下降。

五、得了白内障一定会失明吗？

（1）并非所有的晶状体混浊都是"白内障"。随着我国经济、医疗卫生条件的提高，很多地区都会组织定期的体检，有时候就会发现有"晶状体混浊"，但此时患者视力仍尚佳。其原因从前面的叙述中不难解释，只有通过瞳孔这个"光圈"的光线受到影响，视力才会下降，如果晶状体的混浊在周边部或在虹膜后面，就不会影响视力。

（2）并非所有的白内障都会发展到严重影响视力的水平，还是有相当部分的白内障病变，终生稳定在仅轻度影响视力的水平。即使白内障病变很严重也不用恐慌，它不是一种绝症，也没有传染性。随着科技的进步，医疗仪器及技术进一步发展，如接受超声乳化吸除联合人工晶状体植入术，大多数白内障患者都会获得比较良好的视力。但是若白内障患者还患有其他严重影响视力的眼疾，如青光眼、葡萄膜炎、糖尿病性视网膜病变、视网膜脱离等疾病，又没有得到及时有效的治疗，就会引起失明。

六、得了白内障眼睛会疼痛吗？

晶状体内是没有神经的，所以，单纯的白内障只会引起视力的逐渐下降，而患者没有任何疼、痒等感觉。

但是，在老年性白内障逐渐发展的过程中，晶状体可以逐渐膨胀、变大。在这期间，晶状体就像小溪中不断膨胀的巨石，可能会导致眼内"溪流"——房水循环障碍。一方面，睫状体在持续分泌房水；另一方面，房水流动受到阻碍，无法进入正常吸收通道，水越积越多，眼压就会不断升高，从而导致青光眼的发生。这时就会出现眼胀痛，还可能伴有偏头痛、恶心、呕吐，严重者还会有一大堆后遗症。所以，对于不断膨胀的晶状体，建议尽早处理。

七、年纪大了都会得白内障吗？

最常见的白内障类型是年龄相关性白内障，以往也称为"老年性白内障"。顾名思义，该病和高龄相关，但并不是所有老人都会得白内障。

老年性白内障的形成，不是由单一原因引起的，年龄仅仅是其中一个可能的因素，它是由相当复杂的因素累积而成的，可能是环境、营养、代谢和遗传等多种因素对晶状体长期综合作用的结果。流行病学调查研究表明，过多的紫外线照射、过量饮酒、吸烟、女性生育多、心血管疾病、高血压、精神病、外伤等与白内障的形成相关。

从个体而言，随着年龄的增长，晶状体的结构逐渐走向衰老，构成晶状体的蛋白质也会逐渐老化，由可溶性蛋白变成不溶性蛋白，这表现为年龄越大的人发生白内障的机会也越大。另外，生活中的多种慢性疾病对白内障的发生发展也起促进作用。在环境中，特别是日光中的紫外线照射到晶状体，可引起晶状体结构上的改变，加快白内障的发展。例如在青藏高原地区，紫外线照射较强，对晶状体的损伤大，那里居民发生白内障的概率较大，且发病年龄也比北方和平原地区小。

种种影响因素都有着一个长期缓慢积累的过程，所以在年纪越大的人群中，白内障的发生率也越高。但是我们在日常生活中也会看到有一些老年人，年过七旬，甚至八旬开外，视力仍在正常范围，晶状体仅为极轻的混浊，达不到"白内障"的诊断标准。

八、只有老年人才会得白内障吗？

正如前文所说，各种先天或后天的因素，只要引起晶状体混浊并影响视力，就可能是白内障。年龄相关性白内障（老年性白内障）只是其中最常见的一种，除此之外还有以下类型：①先天性白内障。②代谢性白内障。③并发性白内障。④药物及中毒性白内障。⑤辐射性白内障。⑥外伤性白内障。⑦常见于白内障手术后发生的后发性白内障。

第二节 白内障怎么诊断

一、白内障的诊断依据有哪些？

白内障的诊断依据只需要症状（指患者的主观感受）和体征（即医生的检查发现）两部分。

白内障的症状已在症状篇中有详细的描述。在临床上有治疗意义的白内障诊断时必须加上视力标准，即世界卫生组织提出的"矫正视力低于0.5"。

白内障的体征为晶状体混浊。这一体征可以在手电筒等聚光灯或裂隙灯显微镜下观察发现。裂隙灯显微镜是眼科医生最常用的检查仪器，分为照明系统和双目显微镜两部分，通过一系列光学作用，将患病眼睛的图像放大到10～25倍，实时反映出患病眼睛的病变。在裂隙灯显微镜下，晶状体的细微混浊都能被清晰发现。

二、视力下降到多少，才能诊断为白内障？

在老年性白内障形成前，眼科检查可以发现晶状体的整体透明度比年轻人有所下降。随着年龄的继续增大，出现明确的晶状体局部混浊，这是一个由量变到质变的过程。

以往认为，只要发现有晶状体混浊就可以诊断为白内障。但是，相当多的早期晶状体混浊并不引起视力下降，患者也没有明显的不适症状，当患者听闻"你患有白内障"时，反而会引起一些不必要的惊慌。因此，从群体防盲治盲的角度出发，世界卫生组织提出了矫正视力小于0.5的视力标准。

三、为什么有的医生说你有白内障，而有的医生却说没有呢？

从前文可以了解到，"晶状体混浊"是诊断为白内障的必要条件之一。目前确认患病眼睛是否存在"晶状体混浊"还是要依靠眼科医生的主观判断，也就是说，医生是在主观分析各种检查结果后作出的诊断。不同的医生对"晶状体混浊"的认识可以存在差异，有些认为只要有晶状体透明度下降的就是晶状体混浊，有些则认为必须看到透明的晶状体中出现明显的白色斑点、斑块等才是晶状体混浊。在不同的瞳孔状态下，医生观察的结果也可以不一致，因为有些周边部的晶状体混浊只有在瞳孔散大后才能被发现。再者，对白内障诊断中的视力标准并没有得到所有医生的一致认同，有些医生认为只要有"晶状体混浊"就是白内障了。

在此，我们想告诉您，如果碰到这样的情况，不用担心，也不用疑虑，很可能您的晶状体只是很轻微的混浊，只要没有其他眼病，您只需定期检查就可以了。

四、诊断白内障的眼部检查有哪些？

如果出现视力模糊或是白内障相关的症状，应该马上前往医院眼科就诊，通常医师并不会让你接受繁复的检查，所以不必害怕。

一般来说，眼科医生会首先详细询问您自觉症状的发生和发展经过，以及是否接受过诊断和治疗等（这在医学中叫作病史）。譬如：您的视力下降是逐渐发生的？还是突然发生的？是否伴有明显的眼球胀痛？在得到您详细的回答后，医生可以掌握许多有益诊断的信息。然后进行一系列检查。对白内障的诊断来说，眼科检查常规按以下 5 个步骤进行。

（一）视力检查

一般先查裸眼远视力，也就是在不戴眼镜的状态下，检查您的眼睛分辨视力表上不同视标的准确性。国内大多采用国际标准E字视力表，在 5m 外进行检查。然后再戴上眼镜检查矫正视力。随后是查裸眼和矫正的近视力，采用标准近视力表在距眼 30cm 处进行检查。如果您没有佩戴过眼镜，医生会让您验光。如果是严重的白内障，在矫正视力下，无论远视力还是近视力都很差。

（二）裂隙灯显微镜检查

用裂隙灯显微镜来放大您眼睛的图像，明确是否存在晶状体混浊，以及排除其他眼病，如角膜病、葡萄膜炎等。

（三）眼压检查

用专门的眼压计来测量眼睛的压力。如果眼压高过正常范围，可能是青光眼；如果眼压低于正常范围，可能有视网膜脱离或脉络膜脱离的危险。

（四）眼底检查

通过检眼镜观察玻璃体、视网膜等的细小变化。其工作原理就是借助检眼镜上的光源照到眼内，又从视网膜反射过来。

如果有必要，医生会根据需要散大患者的瞳孔，以便更清楚地看到视网膜。一般检查用的散瞳药物是短效的，如托吡卡胺眼药水，其散瞳效果一般约持续4个小时，药效消失后，检查眼的瞳孔将自行恢复正常。而且，散瞳药物一般对身体的不良反应很小，完全不必害怕。

如果白内障很严重，医生可能无法看到视网膜，那么就要进行眼超声检查，来辅助判断眼底病变。

（五）眼部特殊检查

常用的如眼超声检查、视觉电生理检查等。

以上是最基本的眼科检查步骤，通过这些检查，基本上可以判断您的视力下降问题是否单纯由白内障引起。必要时，医生也会安排您进行光感光定位、色觉、对比敏感度、视野等各种检查。这些检查绝大多数对您的眼睛无任何损伤。

五、诊断白内障，一定需要测量眼压吗？

在白内障的诊断标准中没有眼压的标准，所以并不是依靠眼压测量结果来诊断白内障的。

但是，眼压的测量是眼科医生看诊时必须进行的步骤。在老年性白内障的膨胀期或过熟期，都有青光眼发生的可能性。而有些患者的视力损害，是由青光眼而不是白内障引起的。青光眼的诊断必须依靠眼压测量来确定。

测量眼压有两种方法：一种是医生凭经验，轻轻地触按眼球来判断，当然，这是不准确的；另一种是通过专用的眼压测量仪器（眼压计）来测量，目前眼科常用的有压陷式眼压计、压平式眼压计和非接触眼压计。

六、诊断白内障，需要做眼超声检查吗？

通常只需利用裂隙灯显微镜检查，就可以确定晶状体是否混浊。充分散瞳后，在暗室内进行检查，更能了解晶状体的全貌。然而，眼球是个整体，在诊断时全面了解玻璃体、视网膜等病变是必须的。

医生常用的检查玻璃体和视网膜的设备是检眼镜，它采用的是可见光进行检查。当晶状体混浊非常严重时，可见光无法透过混浊区域，也就无法对眼后节进行检查。打个比方，面前有一个只有一扇窗户密闭的、内部没有光源的屋子，而我们只能用手电筒来照明观察。如果窗户脏得不严重，我们还可以透过窗户尚透明的区域，看到屋子里的东西；如果窗户上积着厚厚的灰尘，再亮的手电筒光也不一定能帮得上忙。

老年人在患上白内障的同时，也可能伴有其他与老年相关的眼病。如高血压、糖尿病等，还有眼部本身的退化性疾病如老年性黄斑变性等，这些都可能引起眼内出血、视网膜脱离等。如果检查没有发现这些疾病，贸然进行白内障手术，疗效肯定不理想，甚至有加重这些病变的可能。

眼科超声检查采用的多是 10~20MHz 的超声波进行检查，由于超声波可以透过混浊的晶状体，所以它能将白内障后方的玻璃体、视网膜的影像反映出来。B型超声波（简称"B超"）可以检查出玻璃体积血、视网膜脱离、脉络膜脱离、眼内异常物体、眼内肿瘤等病变。而且，超声波对人体没有损伤，可以实时提供眼内结构的动态图像，价格又相对不高，所以在白内障诊断和手术前准备过程中是经常应用的。

另外，A型超声波（简称"A超"）是不少眼科用于计算白内障手术中植入人工晶体度数的必要工具。

七、诊断白内障，需要做视觉电生理检查吗？

如前文所叙述，白内障的诊断是不需要做视觉电生理检查的。

视觉电生理检查包括眼电图（EOG）、视网膜电图（ERG）和视觉诱发电位（VEP）3个部分，其检查的原理是利用视觉形成和传递过程中产生的生物电活动来了解视觉功能。这是一种无创性的客观视功能检查方法，可用于检测不合作的婴幼儿、智力低下患者及伪盲者的视力；可以分层定位从视网膜到大脑视觉中枢的病变部位；可以在严重白内障时了解视网膜细胞有无病变等。所以，与超声检查一样，该检查是值得在白内障诊断和手术前准备过程中进行的检查。

八、还有哪些眼科检查与白内障相关？

光感光定位检查。如果发现远视力不到0.01，医生就会安排检查光感和光定位。采用蜡烛光或专用的仪器，从5m距离开始，逐渐移近患病眼，了解到多少距离时患者能发现光亮。如果是在3m处患者能判断眼前是否有亮光，则记为"光感/3m"。单纯的白内障病变是不会引起"无光感"的（即在眼前的光亮都看不到）。

医生嘱咐患者受检查的眼睛向前方注视不动，将光源放在受检查眼睛前1m处的上、下、左、右、左上、右上、左下、右下和正中央的9个方位，测试受检查的眼睛是否能正确判断光源方向，从而记录各方位光定位能力是否存在。

色觉检查。检查色觉可以发现不同类型和程度的先天性和后天性眼疾。红绿色觉异常是视神经病变的表现，而黄蓝色异常多为视网膜和脉络膜的病变。

视野检查。通过视力表检查到的只是中央区视网膜，也就是黄斑中心凹区域视网膜的功能。医生有时还想了解周边部的视功能，这就得依靠视野检查。所谓视野，就是指人眼所能看到的范围。视野检查目前分成静态视野和动态视野检查两种。医生根据视野缺损的区域，可以初步判断病变的性质。

对比敏感度检查。检查人眼分辨不同大小（空间频率）物体的能力。白内障的患病眼对比敏感度下降。如一位白内障患者，视力为0.2，还能分辨白底黑字的视力表上的视标，但看不清楚灰底黑字的文件稿。

泪道检查。在白内障手术前进行泪道检查是常规的，主要检查泪道是否通畅，是否存在脓性分泌物等。如果泪道阻塞或有化脓性的炎症，就可能有潜伏的细菌，白内障手术后眼内感染的可能性就会增大。在这种情况下，必要时需要摘除泪囊，或通过鼻腔泪囊吻合术来解决泪道阻塞问题。

角膜内皮镜检查。角膜内皮镜是专门用于检查角膜内皮形态和数量的仪器，用来判断角膜内皮细胞的数量和检查最大最小内皮细胞的面积等。

激光视力检查，即激光干涉条纹视力检查。该检查是利用对人眼没有损害的氦-氖激光，通过特殊的光学装置产生的两相干涉条纹作为视标投射到眼内，经过一系列的系统处理，在视网膜上出现粗细不等的条纹，患者辨别它们的粗细，由此推算出视力。

九、诊断白内障，需要验血吗？

诊断白内障一般只需检查眼睛结构，不需验血。但当医生怀疑白内障的发生与其他全身疾病有关时，就可能要求做血液检查。

在白内障手术前是必须验血的，了解是否有血常规、肝功能、肾功能、凝血功能的障碍，以保证手术中和手术后患者的安全。

十、白内障的分级标准是什么？

为了更好地治疗白内障，评价晶状体混浊度和硬度非常重要。眼科专家对晶状体的混浊度和硬度进行了广泛研究，创立了很多晶状体的分类系统。目前，临床上最常用的晶状体混浊分类系统是LOCS Ⅱ 晶状体分类系统，用于评估晶状体混浊类型及晶状体混浊程度。该方法广泛地被眼科医生所接受，但目前在白内障大规模人群的流行病学调查研究中尚无法良好应用，原因在于LOCS Ⅱ 系统评价晶状体的混浊程度是半定量的，部分需要依靠对眼睛拍照来分析，大量人群调查时有困难，而且该系统也无法评价晶状体混浊度的微小变化（表3-1）。

表3-1 LOCS Ⅱ 晶状体混浊分类标准

晶状体部位	混浊情况	LOCS Ⅱ 分类
核	透明，胚胎核清楚可见	N0
	早期混浊	N1
	中等程度混浊	N2
	严重混浊	N3
皮质	透明	C0
	少量点状混浊	CTR
	点状混浊扩大，瞳孔区内出现少量点状混浊	C1
	车轮状混浊，超过两个象限	C2
	车轮状混浊扩大，瞳孔区约50%混浊	C3
	瞳孔区90%混浊	C4

续表

晶状体部位	混浊情况	LOCS Ⅱ 分类
皮质	混浊超过C4	C5
后囊膜下	透明	P0
	约3%混浊	P1
	约30%混浊	P2
	约50%混浊	P3
	混浊程度超过P3	P4

LOCSⅢ是有关专家在LOCSⅡ的基础上补充修订的。LOCSⅢ仍使用裂隙灯显微镜和一组标准彩色裂隙灯显微镜，将晶状体核混浊（N）、皮质混浊（C）、后囊膜下混浊（P）和晶状体核颜色（NC）分成标准等级。用患者白内障照片与其进行比较，以确定患者白内障程度。LOCSⅢ对检查结果提出如下分级。

核混浊分级标准：将照片内的核区同标准的裂隙灯显微镜6张照片上的同一区域进行比较，这6张照片从轻度到重度混浊，依次冠以NO1~NO6，代表不同混浊程度。如平均混浊程度介于两个标准之间，则用小数点表示。

皮质混浊分级标准：将裂隙灯显微镜照片同标准照片C1~C5进行比较而分级。如果混浊程度介于两个标准级之间，则用小数点表示。皮质混浊的范围从极微小皮质改变到完全的皮质混浊。但轻度的水隙、空泡、板层分离及孤立的点状混浊均可忽略不计。

后囊下混浊分级标准：后囊下皮质混浊形态复杂，只有红光反射条件下可察觉的混浊方可分级。其混浊程度仍需对照标准照片P1~P5来确定，介于两标准之间者用小数点表示。

应用LOCSⅢ时，对患者晶状体照相有严格的条件要求，包括胶卷型号、闪光强度、光圈、裂隙灯照明与视轴夹角等，以最大限度减少操作误差。比较时，将患者照片和标准照片同时用幻灯放映，要求光线和大小相同。也可以直接在裂隙灯显微镜下，用裂隙光和后照明法显示晶状体混浊情况，并同标准照片进行比照，确定其混浊程度。

十一、晶状体核硬度如何分级？

LOCS系统诊断标准比较复杂，在医生临床工作中应用时不够简便。所以，一种对治疗、手术有指导意义的、简洁的分级方法——晶状体核硬度分级则被临床大量采用。晶状体核的软硬程度是超声乳化吸除术选择适应证和手术方式的主要参考依据。临床上最常用的是Emery核硬度分级标准如下。

Ⅰ级：透明，无核，软性。

Ⅱ级：核呈黄白色或黄色，软核。

Ⅲ级：核呈深黄色，中等硬度核。

Ⅳ级：核呈棕色或琥珀色，硬核。

Ⅴ级：核呈棕褐色或黑色，极硬核。

第三节 白内障怎么治疗

白内障是一种常见的眼科疾病，尤其在老年人群中发病率较高。它主要是由于晶状体透明度降低或颜色改变，导致视力下降甚至失明。尽管现代医学中的手术治疗被广泛认为是白内障的有效治疗方法，但中医药治疗白内障的方法也备受关注，尤其在早期或症状较轻的患者中具有一定的疗效。

中医药治疗白内障的方法主要包括药物治疗、针灸治疗、食疗、推拿按摩以及其他辅助疗法。下面将详细介绍这些方法。

一、药物治疗

中医药治疗白内障的药物主要包括中药内服和眼药水外用。

（一）中药内服

中药内服是中医药治疗白内障的重要手段之一。根据白内障的不同类型和患者的体质，中医师会开具不同的药方。

1. 肝肾阴虚型

常用的药方有六味地黄丸和知柏地黄丸。这些药物能够滋补肝肾，改善因肝肾阴虚引起的白内障症状。

2. 肝热上扰型

这类患者常用龙胆泻肝丸和柴胡疏肝散等药方。这些药物能够清肝泻火，调理气血，缓解白内障症状。

3. 其他类型

益气聪明汤、石决明散、甘露饮以及杞菊地黄丸等药方，也可根据具体症状加减使用。这些方剂通过调理脏腑功能改善眼部血液循环，从而缓解白内障症状。

此外，还有一些中成药如白内障丸、复明片等，也常用于白内障的辅助治疗。这些药物具有滋补肝肾、益精明目的作用，可以延缓白内障的进展。

（二）眼药水外用

常用的中药眼药水有麝珠明目滴眼液等。这些眼药水适用于白内障初期，能够改善视力下降等症状。使用时，需要按照医生的指导进行，不要自行用药。

二、针灸治疗

针灸是中医药治疗白内障的辅助手段之一。通过对眼部及身体相关穴位的刺激，调节眼部气血，改善白内障的症状。

（一）穴位选择

针灸治疗白内障时，常用的穴位包括球后穴、鱼腰穴、睛明穴、承泣穴等眼部穴位，以及肝俞、肾俞、足三里等远端穴位。根据患者的具体症状和体质特点，中医师会选择不同的穴位组合进行针灸治疗。

（二）操作方法

针灸治疗时，中医师会使用细针轻轻刺入穴位，通过提插捻转等手法，使针感扩散至眼球周围，以达到调节气血、改善视力的目的。治疗过程中，患者可能会感到轻微的酸胀感或麻木感，这是正常现象。

三、食疗

中医强调食疗在白内障治疗中的重要作用。合理的饮食能够滋养眼睛，缓解白内障症状。

（一）食物选择

建议患者多食用富含维生素A、维生素C、维生素E和锌的食物，如新鲜水果、蔬菜、鱼类、猪肝等。这些食物中的营养素对眼部健康有益，能够延缓白内障的发展。

（1）富含维生素A的食物：如胡萝卜、菠菜、苋菜、荠菜、芥菜、苦瓜、西兰花等。

（2）富含维生素C的食物：如柑橘类水果、草莓、猕猴桃、鲜枣等。

（3）富含维生素E的食物：如坚果、植物油等。

（4）富含锌的食物：如牡蛎、瘦肉、猪肝、鱼类等。

（二）食疗方剂

常用的食疗方剂有枸杞猪肝汤、菊花决明子粥等。这些方剂有滋补肝肾、明目退翳的作用，能够改善白内障症状。

四、推拿按摩

推拿按摩疗法通过按摩眼周和头部的特定穴位，改善眼部的血液循环，缓解白内障症状。

（一）按摩方法

按摩时，患者可以采用仰卧位或坐位，闭目放松。中医师用双手拇指或食指指腹轻轻按压穴位，进行旋转揉按或点按等操作。常用的穴位有睛明穴、四白穴、风池穴等。

（二）注意事项

按摩时力度要适中，避免用力过猛造成眼部损伤。按摩前应洗手并保持手部清洁，以防感染。按摩过程中，如果患者感到不适或疼痛，应立即停止并咨询医生。

五、其他辅助疗法

中医药治疗白内障还包括一些其他辅助疗法，如中草药熏蒸、拔罐疗法等。

（一）中草药熏蒸

使用某些具有缓解白内障症状的中草药进行熏蒸，以促进眼部健康。常用的中草药有菊花、石斛、决明子等。这些中草药具有疏散风热、平肝明目、清热解毒的功效，能够改善白内障症状。

（二）拔罐疗法

通过在眼周附近的穴位进行拔罐，如太阳穴、四白穴、攒竹穴等，促进局部血液循环，缓解白内障症状。拔罐时需注意控制拔罐时间和力度，避免造成皮肤损伤。

第四节 白内障的预防和保健

一、白内障手术后多久才能看电视等电子产品？

当今社会，学习、生活、娱乐和工作已经与互联网密不可分，电子产品为我们带来便利的同时，也会对眼睛造成不可忽视的损害。那么，白内障患者在术后是否可以使用这些电子产品呢？

有关监测结果也表明，电脑或电视、手机荧光屏可产生X射线、紫外线、红外线、蓝光、超低频、静电场和声辐射，其中，紫外线对眼睛伤害较大，并且是白内障的诱因之一。阳光中紫外线的杀伤力非常强，在没有任何防护措施的情况下，短时间的强烈照射就可能引发眼睛的异物感，可引起角膜充血发炎，长时间照射可引起晶状体混浊，视力下降，甚至导致失明。它不仅能够加速白内障的发展，还可能引起眼底病变，造成视网膜黄斑变性，导致视力下降。电视、电脑、手机等发出的紫外线会比阳光中的弱得多，但对于刚做完手术的患者来讲，没有晶状体的"天然屏障"不仅会引起眼疲劳，对眼底的影响也要大于正常眼，从而影响术后伤口的愈合及视力的恢复。

目前，对于白内障的治疗仍是以手术为主。随着手术治疗的发展，白内障手术已经不会像以前那样留下大的刀口，也不需要缝线，但是，不管刀口多小，只要是手术，术后都需要一定的恢复时间。因此，术后最好一星期内不要使用电子产品，一星期后根据眼睛恢复情况再考虑是否使用电子产品。看电视、上网、使用手机也不要过久，随着眼睛的恢复逐步延长时间，并且要注意休息，每半个小时休息远眺 10~15 分钟，距离至少应该大于 30cm。

二、白内障手术后不能从事体力劳动吗？

虽然白内障手术损伤小，手术切口也小，超声乳化白内障一般只有 3mm 切口，但也不能掉以轻心，因为眼睛非常娇嫩。3 个月内不能做重体力劳动，不能进行剧烈运动，更不宜有爆发力强的动作。伤口的愈合分为 3 个时期。

第一个阶段我们通常称作炎症阶段，是机体对伤口作出反应及调整愈合的活动过程。护理得当大约为 48 小时，否则会延长。

第二个阶段叫作增生阶段，增生阶段也叫作增生期，是机体产生组织再生的阶段，约从创伤后 48 小时开始。第 2～3 周胶原蛋白快速合成，伤口牵拉能力大幅度提高。

第三个阶段叫作变异阶段，又叫再塑型期，约从术后 21 天开始，在这期间，成纤维细胞数减少，而胶原蛋白继续黏着，通过增加胶原蛋白分子之间的交叉来再塑型而增大强度。成纤维细胞迁移并和绷紧的条纹平行重新组合，因而使伤口更牢固。

愈合的三个阶段相互交错，相互影响。

如今，随着科学技术的发展，白内障手术更加先进。超声乳化白内障手术是将一种超声波导入眼内，把混浊变硬的晶体粉碎呈乳状，吸出，再植入人工晶状体。这样切口小愈合快，术后散光小，不用缝线，甚至可在门诊手术，如果合并植入可折叠人工晶状体，效果更好。

现在白内障手术用的大多是超声乳化的方法，伤口要比以前小得多，相对恢复快，不适感大幅减少。但是，不论是多小的手术都需要时间愈合，刀口的初步愈合需要一个星期左右，即前面提到的炎症阶段和增生阶段的成纤维细胞开始合成胶原蛋白。如果您身边曾有亲友做过手术，医生会提醒他一周后才可洗澡，指的就是这个时期。这时伤口表面看起来无碍，实则并未完全恢复，还不能做提重物、弯腰、下蹲等剧烈的活动，低头穿鞋、咳嗽等活动也要小心，体力劳动最好不要做，以免影响刀口愈合。

3 个月后再塑型期接近尾声，伤口完全闭合，患者便可以放心地进行体力劳动了。

三、白内障手术后不能烧菜做饭吗？

前面我们已经说过伤口的愈合过程，读者们已经对术后注意事项有了一定的认识。手术后 3～4 天，伤口正是最脆弱的时候，即使是低头穿鞋、咳嗽也需谨慎，短期内当然不可烧菜做饭。

那么，术后多久可以做饭呢？现在研究普遍认为，只要恢复良好，没有炎症或并发症，术后2~3周即可下厨，但是较重的物体，如盛满汤的厨具不要搬动。厨具重量有标准吗？根据多年的临床观察，一般5kg的物体就不要亲自动手了，可以请家人代劳。3个月后，即可完全恢复正常家务料理。

另外在厨房做饭、烧水时，热的蒸汽和油烟会刺激眼球，眼睛周围脆弱的皮肤更容易被热气烫伤；切洋葱、大蒜等刺激性食物时会流泪，长此以往也会影响视力。因此，在切洋葱、大蒜的同时，可以打开抽油烟机。而在做家务时戴上一副眼镜，可以同时避免这三种伤害。

四、白内障患者会产生心理障碍吗？

白内障是眼科疾病中致盲的主要疾病之一，该病可致视力长期障碍，甚至失明，造成患者生活质量的下降，会使患者产生巨大的心理改变，如果超过应对能力，易产生心理障碍。常见心理障碍分以下5类。

（一）孤独心理

当家属不在身边时，患者独自留在生疏的环境，特别是对于双目仅有光感的患者，会忽感失去依靠，缺乏安全感。对此类患者，医护人员要注意多进行感情沟通，耐心解释病情，多关心解决患者生活及心理上的正常需求，并鼓励和指导家属及病友参与安慰和开导工作，使其适应新环境，以稳定的情绪、愉快的心情配合治疗和护理。家属也可采取多抽出时间陪伴患者，协助医护人员解释病情，多聊家庭生活情况等方法，对于进一步缓解患者孤独心理有不可替代的作用。

（二）恐惧心理

老年性白内障患者因长期视力障碍常求医心切，但在接受手术时往往又顾虑重重，担心治疗后不能重见光明。有些患者年老体弱，丧失劳动力，经济不能独立，怕增加儿女的负担，甚至怕不能接受手术打击。对此家属应多了解患者的心理顾虑，耐心解释，带其与病房中手术效果好的病友交谈，同时做好术前检查。

（三）紧张心理

多数患者术前都很紧张，对此医务人员应用热情的态度、和善的语言、良好的技术服务给予安慰和疏导。在进行护理技术操作时适量给予镇静剂。家属可配合医生做好心理护理。给患者一种亲切、温暖感,以减轻思想负担,从而使患者以最佳的心理状态接受治疗。

(四)兴奋心理

患者经手术治疗后视力提高,常会心情激动,高声谈笑。对此医务人员必须将手术后的注意事项交代清楚,使其对手术过程有所了解,配合护理和治疗,以利于术后恢复,防止并发症的发生。家属应在术后初期注意提醒患者不要过于激动、兴奋,不要做剧烈活动等,以防止伤口愈合不良。

(五)固执心理

由于身体固有的老化现象,加之患者各自不同的生活经历和不同的社会地位,有些老年患者的心理状态较为复杂,性情孤僻、固执。对此医务人员必须大力宣传科普知识,对不同患者做相应的心理护理,使其愉快地接受配合护理与治疗。家属可配合医护人员解释治疗机制,加强患者对手术的信心,提高手术疗效。

五、白内障患者情绪低落或精神紧张对治疗有没有影响?

根据临床观察,轻度情绪低落或精神紧张完全不会对手术的效果造成影响,但是严重的焦虑会对治疗造成一定的不便。情绪低落是一种负性情绪,不利于人们的身心健康。以往研究发现,手术前患者的情绪低落远远大于正常人的数值,手术患者术前普遍存在着焦虑。严重的焦虑可使个体注意力高度分散,身体功能欠佳,不利于手术的进行。若过度精神紧张则可能会引起血压、眼压突然升高,容易引起术中、术后并发症。因此家属最好密切观察患者是否存在心理障碍及其严重程度,并采取相应的对策,将情况反映给医生,以阻止患者心理问题的继续发展。

实际上,无论认知程度的高低,患者都存在心理问题,对治疗过程不了解的患者术前产生心理问题会更加严重。手术对任何人来说都是一种强烈的应激源,从而在术前会产生较强的心理应激反应。患者性格、文化、年龄、经济情况、社会地位及生活方式不同,对治疗、生活需求及生理心理反应不同,因此他们对疾病知识、健康保健知识及日常生活信息需求及心理需求也不同。对此,由医务人员根据患者的特点采用相应的健康教育方法,并引导患者培养稳定的情绪。通过健康教育来改善患者的心理状态及行为，是促进术后疾病恢复最重要的内容之一。

一般手术前，医护人员会解释治疗过程，安慰患者；术中尽可能分散患者注意力，防止手术过程中患者过于紧张引起血压升高等。术后医护人员也会定期查房，检查手术效果。家属可尽量在手术前后多陪伴患者，多照顾其日常生活，在治疗过程中多提及其他康复状况良好的患者，转移患者对疾病、手术的注意力。

六、家中有人患白内障该怎么办？

发现白内障后，症状较轻者，应首先到医院请眼科医生做屈光检查，配戴合适的眼镜，在一段时间里可将视力提高到较理想的程度。点白内障眼药水，补充维生素、微量元素（如维生素C、维生素E、锌），服用明目的中药等也是缓解白内障发展的重要途径。

然而，部分患者由于代谢因素及外界环境的影响，白内障渐渐发展，甚至影响视力，即使戴眼镜也不能提高视力，此时应考虑手术治疗。手术前，家属应帮助患者做好以下6点准备。

（1）陪伴或提醒患者做术前检查。检查分为两部分，即眼部检查和全身检查。眼部检查一般包括视力、视功能、眼压和泪道、角膜曲率、A超和B超，其中角膜曲率和A超检查是为了计算手术中要植入的人工晶体度数。全身检查一般包括血尿常规，心、肝、肾功能，血糖以及血压、心电图等检查。

（2）保持良好心态，消除心理上的紧张情绪。有的人听说在眼睛上做手术，紧张得睡不好觉，害怕将来眼睛看不见，这主要是对眼科手术缺乏了解，产生了惧怕心理。其实白内障是眼科常规手术，手术时间短，痛苦少，甚至手术后也没有什么特殊感觉。可请做过白内障手术治疗的患者讲解手术的体会，有助于患者缓解术前的紧张情绪。

（3）养成规律的食宿起居习惯，保证按时睡觉、规律进食，不要吃过硬的食物，多吃些软食及易消化的食物，每日坚持吃水果、蔬菜，以补充必要的维生素，补充微量元素。

（4）养成规律的排便习惯，争取每日排便1次，防止大便干燥，必要时可口服麻仁润肠丸，以保证术后顺利恢复。

（5）保持身体整体状态良好。手术的前1天要洗澡，术眼点抗生素眼药水，睡前口服安眠药，如地西泮、甲丙氨酯等，以保证良好的休息，更好地配合医生完成手术。

（6）白内障手术多数效果很好，手术后患者多可重见光明，有些人还可重返工作岗位。但由于人与人之间的个体差异，手术后视力的好坏由许多因素决定。眼底状况的好坏十分关键，白内障手术很成功，但眼底状况不好，视力恢复就不理想。有时白内障也会出现一些并发症，所以作为患者及家属要充分了解术中及术后的并发症及可能出现的异常情况，配合医生治疗。

七、如果孩子被诊断为先天性白内障，家长该怎么做呢？

先天性白内障往往会对孩子的身心发育造成影响，视功能不好一定程度上影响孩子的智力发育。有合并全身其他器官畸形者，生活自理能力更差，往往需要家长付出更多的精力照顾。我们通常建议家长在以下3个方面加以注意。

（1）对于生活细节，家长多多留心。由于孩子自幼视力差，视功能发育不完善，因此，生活自理及自制能力相对较弱，对一些精细的东西及小玩具看不清楚，玩起来也显得笨手笨脚，动作迟缓，对一些条件反射也比较迟钝，不灵活。家长要深知孩子是由于视功能低下带来的这些问题，不但要从生活上给予特殊照顾，还要耐心、细致地引导，从简单到复杂慢慢锻炼，提高其生活能力，买一些颜色鲜艳的大玩具，有意识地刺激孩子的视功能发育。尽量不让孩子觉得他们与其他孩子不同。

（2）理解孩子在学习上的困难，耐心帮助孩子提高学习成绩。有的家长，尤其是年轻的父母"望子成龙""望女成凤"，整天把孩子关在家里学习，认为眼睛有缺陷更应"笨鸟先飞"，不给孩子一点玩耍时间。这种做法往往会适得其反，孩子的成绩不但不会提高，反而会渐渐下降。家长应帮助孩子安排好学习和玩耍的时间，合理安排休息，多方面、多渠道地激发其学习兴趣。自幼视力较差的孩子，听力和记忆力往往较佳，家长应耐心诱导，刺激其智力发育，在学习用具及家庭学习环境方面，应尽可能满足其要求，提高其学习的能力。多鼓励孩子，激发其学习兴趣。

（3）鼓励孩子积极参与集体活动及社会活动。白内障患儿由于视力较差，一定程度上限制了其活动能力。有的孩子不愿和别人交谈、玩耍，不愿参加集体活动，长此以往养成了一种孤僻、内向甚至古怪的性格。家长要主动带领其参加一些有意义的集体活动（游泳、参观等），在客人面前不要说孩子视力不好或做过什么手术。要放手让其做一些力所能及的事情，做错了或做坏了要耐心教导，不要粗暴训斥，以免损伤孩子的自尊心。

八、老年性白内障能预防吗？

白内障是中老年人常见眼科疾病之一，也是年长者常见的困扰。白内障可引起视力严重减退，影响日常工作、生活。因此做好白内障预防工作非常重要。

（1）注意补充水分，养成每天喝水的好习惯。眼内的晶状体不断进行着代谢，水分在其代谢和保持透明过程中起着重要作用。老年人体内缺水，是导致晶状体变混浊的原因之一。因此，要让自己养成多饮水的习惯；最好买一个榨汁机，自己制作鲜果汁，既补充了水分，又补充了维生素。特别注意防止腹泻、呕吐、大量出汗，这会造成脱水，对晶状体不利。

（2）不要让强光、紫外线伤害眼睛。常言道"惹不起，躲得起"。强光特别是太阳光紫外线对晶状体损害较重，照射时间越长，患白内障的可能性越大。为避免暴露在强烈阳光下，外出时需要一顶遮阳帽和一只深色墨镜，用来遮蔽紫外线。夏季中午紫外线最强烈时最好不要出门。

（3）平衡饮食结构，多补充蛋白质和维生素A。眼球的角膜、晶状体和视网膜都需要蛋白质和维生素A，缺乏时会引起角膜病变、白内障、夜盲症等眼病。逐渐养成吃瘦肉、鱼类、蛋类的习惯，更要多吃乳类和大豆制品，因为其中的蛋白质丰富而质优；还要常吃点鸡肝、羊肝、猪肝等食物以及食用油，因为维生素A要溶解在油脂内才能吸收。

（4）多吃含有维生素C的食物。人眼中维生素C的含量比血液中高出30倍。随着年龄增长，维生素C含量明显下降，晶状体营养不良，久而久之会引起晶状体变性，维生素C还能减弱光线的氧化作用对晶状体的损害，具有防止老年性白内障的作用。

（5）含有B族维生素的食物也可以预防白内障。B族维生素是参与包括视神经在内的神经细胞代谢的重要物质，并有保护眼睑、结膜、球结膜和角膜的作用。缺乏或不足时，易使眼睛干涩、球结膜充血、眼睑发炎、畏光、视物模糊、视力疲劳，甚至发生视神经炎症。含B族维生素较丰富的食物有花生、豆类、小米、动物内脏、肉类、蛋类、鱼类、米糠、豌豆等。番茄、橘子、香蕉、葡萄、梨、核桃、栗子、猕猴桃等水果中B族维生素含量也很高，另外，还可多吃燕麦、玉米等粗粮。

（6）补充微量元素。微量元素在人体内含量虽然不到体重的万分之一，但没有它们新陈代谢就无法进行，其中有些微量元素对眼睛的影响较大。缺乏锌影响维生素A的生成与代谢，引起视网膜视紫质合成障碍，暗适应减弱。锌还能增加视觉神经的敏感度，锌摄入不足时，锥状细胞的视色素合成就会出现障碍，从而影响辨色功能。食物中牡蛎含锌量最高，肝、奶酪、花生等也是锌的丰富来源。硒参与眼球肌肉、瞳孔的活动，是维持视力的一种重要元素。含硒较多的食物有鱼、家禽、大白菜、萝卜、蒜苗等。钼是眼睛虹膜的重要营养成分，在大豆、扁豆、萝卜缨中含量较高。钼不足时，影响胰岛素调节功能，会使血糖升高，造成眼球晶状体房水渗透压上升，屈光度增加而导致近视。含钼丰富的食物有糙米、牛肉、蘑菇、葡萄和蔬菜等。钙和磷缺乏易发生视神经疲劳、注意力分散，引起和加重各种眼科疾病。含钙和磷丰富的食物有排骨、肉、乳品、豆类、新鲜蔬菜、鱼、虾、蟹等。

（7）用眼应以不觉疲倦为度，并注意正确的用眼姿势，距离是否适当，光源是否充足等。每用眼1小时左右需让眼睛放松一下，如闭眼养神、走动、望天空或远方等，使眼睛得到休息。尽量不要长时间在昏暗的环境中工作。

（8）坚持定期按摩眼部。可做眼保健操进行眼部穴位按摩，如按摩睛明、攒竹、瞳子髎、太阳、翳风等穴位。通过按摩，可加速眼部血液循环，增加房水中的免疫因子，提高眼球自身免疫力，从而延缓晶状体混浊的发展。

（9）保持心情舒畅。要避免过度情绪激动，保证全身气血流通顺畅，提高机体抗病能力。

九、糖尿病患者该如何预防白内障？

糖尿病是导致白内障的危险因素之一。白内障也是糖尿病患者视力损害的最常见原因,其次是眼底黄斑病变。动物实验已经证实,高血糖在体内和体外试验中均可导致白内障。糖尿病性白内障可分为两类:一是真性糖尿病性白内障,主要由晶状体的渗透性水分过多所致,临床比较少见。多发生于严重糖尿病青少年患者。二是糖尿病患者伴发老年性白内障。一般认为老年性白内障在糖尿病患者中比非糖尿病患者发病率高,发生的年龄也较早,且白内障成熟较快。

糖尿病并发的白内障可以预防吗?答案是肯定的。糖尿病并发白内障,主要是由于体内胰岛素缺乏或者体内某些酶(如半乳糖激酶)的活性降低,血糖浓度增高,导致眼内房水的渗透压增高,晶状体纤维肿胀,进而断裂、崩解,最终晶状体完全混浊。糖尿病患者,应按医生的嘱咐进行正规、系统的治疗,把血糖浓度控制在正常范围内,可使发生白内障和其他眼底病变的机会减少。

十、怎样预防先天性白内障?

先天性白内障是指出生前后即存在或出生后 1 年内逐渐形成的晶状体部分或全部混浊。它是严重影响婴幼儿视力发育的常见眼病,是在胚胎发育过程中,晶状体生长发育发生障碍的结果。先天性白内障在新生儿中的患病率为 0.4%,有文献报道婴幼儿盲目中有 22%~30%与先天性白内障相关。因此预防先天性白内障,提倡优生优育是非常重要的事。

(1)从妊娠期开始认真预防白内障。某些类型先天性白内障可能对患儿的视力造成重大影响,所以预防先天性白内障的发生非常重要。家族遗传对白内障的发生有着非常大的影响。现代科学研究表明,先天性白内障中 30%~50%具有遗传性。其中常染色体显性遗传最为常见,约占 73%;常染色体隐性遗传的白内障较为少见,多与近亲婚配有关,近亲婚配后代的先天性白内障发病率要比随机婚配后代的发病率高 10 倍以上。其次,环境因素的影响是引起先天性白内障的另一重要原因,约占先天性白内障的 30%。主要是指母体或胎儿的全身病变对晶状体所造成的损害,如母亲在妊娠前 3 个月内患病毒性感染(如风疹、疱疹、麻疹、水痘、腮腺炎)、甲状腺机能不足、营养不良、维生素缺乏等均可致先天性白内障。胎儿最后 3 个月的发育障碍也是先天性白内障的另一个常见原因。妊娠期营养不良、盆腔受放射线照射、服用某些药物（如大剂量四环素、激素、水杨酸制剂等）、妊娠期患系统性疾病（严重心脏病、肾病、糖尿病、贫血、甲状腺功能亢进症等）以及维生素D缺乏等，均可造成胎儿的晶状体混浊。另外，约有1/3的先天性白内障原因不明，即特发性白内障，多为散发病例。因此要加强妊娠期保健。母亲怀孕期间，尤其是前6个月内，要杜绝不良生活习惯，如吸烟及被动吸烟、饮酒等，避免过度劳累，保持充足睡眠，预防感冒和其他传染病发生，减少病毒感染的机会；尽可能避免用药；怀孕期间应注意加强营养，补充维生素和钙剂。一旦有不适现象要及时到医院检查，合理安排治疗，以免耽误孩子的病情。

（2）注意观察孩子日常活动有无异常，发现白内障及时治疗。先天性白内障绝大部分不影响视力，也无任何感觉，故不需特殊处理。但一些严重的先天性白内障患儿，如全白内障、绕核性白内障，对视力影响较大，需尽早发现并及时行白内障摘除手术，以免影响幼儿视功能的发育，导致弱视及眼球震颤。先天性白内障发现得越早，治疗效果越好，因为摘除白内障可以使患儿的视网膜在早期受到光、图像的刺激，有利于正常发育。否则，因为长期接受不到图形刺激，极易影响视网膜功能发育，造成弱视。一旦错过最佳时期，即使摘除了白内障，视力也不会提高。但是由于婴幼儿不会诉说，所以难以早期发现，这就需要家长有耐心和观察能力。随着孩子的成长，正常的眼睛会随人、物的移动而动；如果完全没有视力，小儿的眼睛则呈凝视状态；若还有残余视力，小儿眼睛则表现为有时能追随目标，有时则不能。如果发现小儿不能注视，眼睛不能随着光线游走，抓不到眼前物品，甚至瞳仁发白，应尽早到医院眼科检查是否患有先天性白内障。对伴有眼部其他畸形（如先天性小眼球、小角膜及虹膜、脉络膜缺损和眼球震颤等）或智力发育不良者，一经发现眼睛有问题，要及时到眼科诊治。

随着医疗水平的发展，出生数月婴儿的白内障手术技术也已成熟。小儿白内障已经不再是治疗难题，只要充分做好准备，精心操作，就可以让孩子恢复较好视力。另外，一些先天性白内障患儿受当地医疗水平限制，错过了手术时机。如此，即使以后手术成功也会因弱视不能恢复视力，影响孩子一生。所以，一旦发现孩子有白内障，最好是尽早治疗、尽早手术。

十一、怎样预防外伤性白内障？

要教育幼儿不要接触剪刀、竹签等锋利尖锐的危险物品，在相互打闹、玩耍时要注意安全，不要伤及眼球，大人要加强对小孩的监护，避免外伤。成人在工作中注意安全防护，佩戴防护眼镜，防止异物飞入眼球。如有外伤及时到眼科诊治，以免延误病情。

十二、白内障患者日常生活中有哪些注意事项？

多数慢性疾病与患者的生活环境、习惯、家庭、情绪以及职业等因素有着千丝万缕的联系，这些因素对疾病的发生、发展和转化都有影响，所以生活方面的调养对慢性病患者很有意义。

一般认为，白内障患者在生活上应注意以下 7 个方面。

（1）起居要规律，注意劳逸结合，锻炼身体，尤其不要过度劳累。

（2）饮食结构平衡，多喝水，多吃水果、蔬菜。

（3）适当控制读写和看电视时间。阅读、写字和看电视时间应控制在 1 小时之内，每隔 1 小时应休息 10～15 分钟，或做眼保健操，也可以到户外活动几分钟。

（4）保证睡眠充足，有失眠或神经衰弱者应用安眠药或中成药治疗。

（5）心胸要开阔，遇到不顺心的事或烦恼的家庭琐事要注意控制情绪，正确对待，保持愉快的心情。

（6）有屈光改变者，应到医院检查，配戴合适的眼镜。

（7）定期到医院行裂隙灯显微镜检查，观察白内障发展情况。若出现眼睛疼痛、发红、看灯光有彩色光环等症状，应及时到医院检查治疗。

十三、如何应对日光照射对白内障发病的影响？

医学研究已经证实，强烈的阳光和紫外线照射是发生白内障的重要危险因素，年龄越大，发生白内障的危险性也越大。

人的眼睛接触到紫外线时，首先会被眼球表面的角膜吸收一部分，然后晶状体吸收一大部分，但仍有 1% 的紫外线到达眼底的视网膜上。当人们长时间接触强烈日光照射时，眼睛就会产生异物感，而且角膜会充血发炎，久而久之，会发生晶状体混浊，导致视力下降，甚至导致白内障和失明。

要预防紫外线的损伤，最好就是避免紫外线的照射，归纳成以下4个细节。

（1）每天十二点到十四点之间是太阳光最强烈的时候，这个时候最好减少外出。

（2）如果长期从事户外工作，应戴太阳镜，戴帽子，打遮阳伞。

（3）一些需要接触紫外线的特殊工作如电焊，需佩戴防护面罩或眼镜。

（4）秋季的温度虽然不如夏季那么高，但紫外线照射依然非常强烈，所以秋季防紫外线依然要重视。

十四、如何应对吸烟、饮酒对白内障发病的影响？

人们知道长期吸烟可导致肺癌，却很少有人知道吸烟也会导致白内障，有研究表明长期吸烟者白内障的发生率明显高于不吸烟者。早期晶状体混浊与吸烟量有内在的联系，中、重度吸烟者发生晶状体混浊的危险性依次增加。大量吸烟的中年者，发生早期晶状体混浊的危险性比不吸烟者高2倍。这些都说明吸烟是白内障发生的危险因素。

饮酒会加速氧化作用。近年来的许多研究都提示，眼组织内活性氧、氧自由基的增加，抗氧化防御系统削弱，可能成为引起白内障的主要原因之一。

现已得知，当体内氧被还原时，形成多种不同的产物，这些产物如超氧化阴离子、羟自由基、过氧化氢等具有较强的氧化活性，可使晶状体蛋白损伤而导致晶状体混浊。

所以，白内障患者应尽量避免饮酒，如果饮酒，也最好是少量红酒，因为红酒中含有抗氧化物质，可对抗乙醇（酒精）对眼睛的伤害，同时可以饮茶、多吃水果、补充维生素，如能完全避免则更佳。

十五、得了白内障后要忌口吗？

中医学非常重视疾病的忌口，关于眼病忌口也有很多记载。例如，对于一些伴有红肿的眼病，禁吃"发食"。"发食"又叫"发物"，是指能使疾病急剧发作的食物，包括有鸡肉、猪肉、羊肉、虾、蟹、鱼类、海鲜等动物性食物，竹笋、芥菜、苜蓿等蔬菜，葱、姜、韭菜、蒜、辣椒等刺激性食物，以及各种酒类。

白内障患者应尽量避免食用以下食物：①脂肪含量高的食品，如人造脂肪、人造黄油、动物脂肪、油炸食品，因为这些食物会加速氧化反应，引起晶状体混浊。②含乳糖丰富的乳制品，包括全脂奶粉、牛奶、奶油、奶酪、冰淇淋等，因为它们中含有的乳糖通过乳酸酶的作用分解成半乳糖，而一些人对半乳糖的代谢能力差。另外，半乳糖会干扰奶制品中维生素B_2的利用，使其沉积在老年人眼睛的晶状体上，蛋白质易发生变性，导致晶状体透明度降低，容易诱发或加重白内障。③还有一些调味剂也不要过多摄入，如大蒜、盐、味精等。

十六、白内障手术后要忌口吗？

如果手术是传统的白内障囊内摘除术，因切口比较大，除了不能有剧烈运动以保证切口愈合外，饮食上要求食用易于消化的半流质或软食。吃饭时不要过急或过快，饭菜上要求不能过凉或过热；要注意饮食卫生，避免引起胃肠不适，以防剧烈恶心、呕吐对伤口愈合造成不利。

如果是现代白内障囊外摘除和人工晶体植入术，手术切口小，术后即可正常进食。当然要注意食品的卫生，保持平时进食量即可，不必特意增加营养补品之类。要注意不能吃难以咀嚼的硬性食物，不吃辛辣刺激食物。

糖尿病患者，在白内障手术后要坚持控制饮食，不能因滋补而破坏饮食计划，特别是有些患者好不容易才把血糖降下来，使白内障手术得以进行。术后血糖稳定有利于伤口的恢复，所以在饮食上放松控制是万万不可的。

十七、白内障患儿的饮食有哪些要求？

发现孩子患白内障后，不要惊慌，只要及早治疗不会对孩子造成较大影响。先天性白内障患儿常常合并眼部其他结构及全身其他部位的发育障碍，可以是单眼发生也可以是双眼受累，少数有智力缺陷，也有的发育缓慢，且常并发全身营养不良。因此，从小注意白内障患儿的营养，了解其喂养的特殊性是非常重要的。具体注意事项如下。

（1）促进孩子对食物的兴趣，注意营养平衡。由于孩子的视力差，视觉敏感度低，对周围的事物反应较慢，饮食上也是一样，如何提高孩子的饮食兴趣呢？除应当经常变换饭菜的花样外，注意饭菜的色调变化也是很重要的，要多做孩子能自己取拿，自己挑选的颜色鲜艳的食品，也可以购买或做成各种动物模样、形状各异的成品或半成品，供孩子自己选择；注意荤素搭配合理，花样也要不断翻新，以提高孩子的食欲。注意不要让孩子养成偏食挑食习惯。

（2）注意饮食卫生，多补充微量元素。先天性白内障患儿，尤其是伴有智力障碍者，每日应适当增加蛋白质的摄入，可多吃一些牛奶、瘦肉、猪肝、鱼、虾类；同时应适当增加维生素，多吃些蔬菜水果；买一些氨基酸类的补品，以促进其大脑的发育。另外，此类患儿生活自理能力差，家长应在饮食上多给予照顾，谨防进食过多或过少、腹泻、食物过敏。

（3）耐心照顾患儿，警惕消化不良。少数伴有大脑发育缓慢的白内障患儿，除智力发育迟缓外，往往消化能力也差，吃饭少而慢，偏食、挑食现象严重，导致全身营养障碍。家长可以购买一些婴儿营养方面的书籍，学习掌握科学喂养患儿的方法，避开喂养的误区。

第四章

青光眼

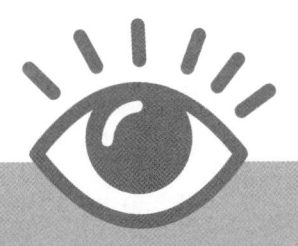

第一节 青光眼的基础知识

一、什么是青光眼？

人们对青光眼的定义随着医学的发展在逐步地完善，目前认为青光眼是一组以病理性眼压升高为主要危险因素，具有特征性视神经萎缩和视野损害的疾病。需要强调的是，青光眼不是一种眼病，而是一组眼病。

这样理解起来可能比较抽象，简单来说青光眼会带来视神经和视野的双重损害，带来这些损害最重要的原因就是眼压升高。那么视神经和视野的损害又会给我们带来什么影响？评价一个人视力的好坏除了我们熟知的1.5或1.0的中心视力以外，还有视野的大小范围。视野通俗一点说就是我们向前方注视一个物体时，在不转动眼球的情况下所看到的范围，即老百姓所说的余光。

视力是指我们可以看清楚多远的事物，而视野则是指我们可以看到多宽的范围。随着青光眼病情的发展，晚期的青光眼患者的视野范围大幅缩小，医学术语叫作"管状视野"，用"管中窥豹"这个成语就可以完美地解释。

当晚期的青光眼患者只有管状视野的时候，虽然在检查视力的时候，可能还有1.0的中心视力，但由于周边的视野缺损，无法正常上下楼梯、过马路等，日常活动会受到限制。当双眼视野小于10°时，就达到了双眼盲的诊断标准。

二、青光眼的类型有哪些？

合理的分类对青光眼的诊断和治疗有着重大意义。由于青光眼的病因十分复杂，国际上尚无统一的分类方法，我国根据前房角形态（开角或闭角）、发病机制、发病年龄这三个主要因素将青光眼分为4大类。

（1）原发性青光眼：按照发病时前房角的关闭或者开放状态又分为闭角型青光眼与开角型青光眼两型，前者又分为急性和慢性两种。

（2）继发性青光眼：主要由眼部其他疾病所引起，一般病因较明确。

（3）先天性青光眼：主要是由于胎儿在胚胎发育期内房角结构发育异常所致，大多是患儿出生时就已患病。

（4）混合型青光眼：是指同时具有 2 种或 2 种以上类型的青光眼发病。

（一）原发性青光眼

我们的眼睛里不停地产生着房水，而房水要通过前房角排到眼睛外面。闭角型青光眼是由于房角太窄或者关闭，房水无法排出，眼压升高，很多时候是在短时间内眼压快速升高；而开角型青光眼则是因为房角的滤网出了问题，滤过性不好了，排水不畅而使眼压升高，但通常是缓慢升高。

（二）继发性青光眼

由眼部及全身疾病引起的青光眼均属此类，病因复杂，种类繁多，如屈光不正（即近视、远视）继发青光眼，角膜炎、结膜炎、葡萄膜炎继发性青光眼、过熟期白内障继发晶状体溶解性青光眼、外伤性青光眼、激素性青光眼等。

（三）先天性青光眼

一般将 0~3 岁青光眼归为先天性青光眼，也称为婴幼儿性青光眼，病因主要是房角的先天发育异常，引起房水流出困难，导致产生与流出的失衡，眼内压力不断增大。由于婴幼儿的眼球壁较软，硬度不高，导致角膜及眼球也随之增大，如"牛眼"一般。如果发现儿童，特别是婴幼儿黑眼珠较大，一定要警惕。由于我国各地经济发展的巨大差异，医疗水平参差不齐，往往患儿确诊时为时已晚，加之手术的难度大、术后的观察及随访困难，使得先天性青光眼的患儿愈后很差。

（四）混合型青光眼

其病因和所发生不同类型的青光眼自身相关，可以是原发性与继发性的致病因素同时发挥作用。

三、青光眼的主要表现是什么？

前面说了青光眼的分类与病因，大家知道有很多种类型的青光眼，当然，不同类型的青光眼表现也是完全不同的。接下来我们就详细说一说各型青光眼的具体表现。

（一）原发性急性闭角型青光眼

原发性急性闭角型青光眼多发于中老年人，50岁以上者占90%。女性发病率较高，男女比例为1：4。随着年龄的增长，眼内的晶状体不断增厚，而眼球的大小是固定的，这就导致了排出房水的房角越来越窄，最终关闭而导致青光眼。由于短时间内眼睛的"下水道"关闭致房水流出减少，眼压急剧升高，以致出现患侧头痛、恶心、呕吐、虹视、视力障碍等症状。

患者往往会就诊于急诊科，如果不注意眼科的检查，容易误诊为急性胃肠炎、偏头痛、感冒、脑血管意外、神经性头痛等病变，以致延误治疗，导致视力不可逆的损伤。

并不是所有患者都会急性发作，也有部分患者早期可能出现急性闭角型青光眼的间歇性发作，也称为小发作，可表现为虹视（看东西时周围有彩虹样的光晕）、一过性视物模糊、眉弓及眼球胀痛、鼻根部酸胀不适等，休息后可自行缓解。虽不至于像急性发作直接导致视力下降明显，但是反复的小发作也会对视力造成损害。闭角型青光眼小发作时症状轻微，容易被忽视，以致患者失去早期诊治的机会。

（二）原发性慢性闭角型青光眼

慢性闭角型青光眼可以理解为房水的堵塞，是一个缓慢的过程，房水的排水口越来越小，眼压也就慢慢地升高。由于眼压升高缓慢，症状也没有急性闭角型青光眼重。此型很容易被漏诊，不能及时发现，对视神经的损害更重。

很多患者休息后症状可缓解，甚至没有任何症状，以为是工作、学习劳累引起的疲劳，并未重视。往往就医时已近晚期，错过了早期治疗的时机。

（三）原发性开角型青光眼

原发性开角型青光眼患者房水的排水口看上去是开放的，但排水管里面发生了阻塞，和慢性闭角型青光眼一样发病隐匿，进展相对迟缓，不容易发觉，在不知不觉中慢慢损害视神经。当患者发觉时，绝大多数已处于青光眼中晚期，视神经已经严重受损无法恢复。所以早期诊断、治疗尤为重要。高度近视、眼部受过外伤，以及有青光眼家族史的人群需要警惕，应定期检查眼睛。

（四）继发性青光眼

这类青光眼有相关的诱因，比如手术、外伤、眼部的其他疾病（特别是视网膜缺血性疾病可导致新生血管性青光眼)、激素的使用等。由于继发性青光眼的诱因多，在各类青光眼中所占比例也不容小觑，对于具有相关诱因的患者就诊时，应该关注眼压、前房及视神经的情况，给予患者更全面的诊治，以免误诊、漏诊。

(五) 先天性青光眼

先天性青光眼大多是双眼发病，临床表现为畏光、流泪、眼睑痉挛三联症。先天性青光眼的患儿眼球增大后，会有角膜发雾（即黑眼珠无光泽）、流泪、怕光、常揉眼睛、哭闹不安等表现。如果孩子出现这些症状，应及时到医院就诊。由于部分患儿在出生时即已发病，因此造成的视力和视野损害较成人更为严重。

(六) 混合型青光眼

混合型青光眼在临床上主要表现为：病程更长，眼压相对更高，患者的视力、视野和眼底的损害更重，治疗的难度也更大。

四、青光眼的危险因素有哪些？

每个人都应该关注青光眼及其带来的危害。青光眼的早期发现和治疗是预防视力损害和失明的唯一途径。引起青光眼的因素较多，如果存在以下危险因素，需要定期检查眼睛，以便早预防，早治疗。

(一) 40岁以上的人群

年龄是主要的危险因素，随着年龄的增长，青光眼的发生概率会更高。每30个40岁以上的人就有1个人会得青光眼；如果是50岁以上，每20个人就有1个人会得青光眼。因此，建议40岁以下的人应该每3~4年进行一次全面的眼科检查，如有其他危险因素之一的人，应每一年半至两年接受一次眼科检查。40岁以上的人应该每一年半到两年进行一次全面的眼科检查，如果有其他风险因素的，应每年进行一次眼科检查。

(二) 有青光眼家族史的人群

青光眼有一定的遗传性，特别是原发性开角型青光眼。因此，要了解家族中亲属的眼部疾病史。亲属主要是包括一级亲属与二级亲属，一级亲属是指父母、子女以及兄弟姐妹（同父母），二级亲属是指叔、伯、姑、舅、姨、祖父母、外祖父母等,如果这些人患有青光眼,那么你发生青光眼的概率会明显增大。然而,仅仅因为家族中有人患有青光眼就过度忧虑也大可不必,有家族史只是增加患青光眼的概率,并不是一定会发生青光眼。

(三)高眼压的人群

高眼压是青光眼最重要的危险因素。有些人因为角膜较厚,所测得的眼压可能高于正常眼压,我们称为高眼压症。如果眼压长期较高,有可能随着年龄的增长会增加患青光眼的风险。国外相关研究发现,有5%左右的高眼压人群,在5年后会发展成青光眼。因此,高眼压的人群需要定期检查,防止出现视神经及视野的损害。

(四)高度近视或中高度远视的人群

高度近视患者,由于其眼轴变长,房角也可能因此拉长而影响房水的排出,发生开角型青光眼的概率明显增加。而远视患者的眼轴较短,随着眼内晶状体的厚度不断增加,房角会越来越狭窄,容易发生闭角型青光眼。

(五)角膜中央厚度较薄的人群

目前,眼压的测量方法都是给角膜压力,看多大的压力能使角膜变形。角膜中央厚度较薄的人,所测量的眼压都比实际低,所以容易漏诊。有些人的角膜天生很薄,有些人是因为在角膜做了激光矫正手术,角膜被激光切削变薄,这两类人群测量眼压时所测得的数值有可能是在正常范围内,但真实眼压已经比较高了。

(六)眼外伤患者

眼外伤,特别是以钝挫伤为代表的外伤,可以破坏我们的房角及小梁网,发生外伤性房角后退等,引起继发性青光眼。眼内手术也易引起继发性青光眼,常见的有视网膜玻璃体切割术、硅油填充术等。

(七)长期使用激素类药物的人群

长期使用激素类药物的患者,要警惕眼压升高。停药后一部分患者眼压可以恢复正常,也有部分患者眼压无法降至正常,需进一步抗青光眼治疗。

需要注意的是,很多患者自行购买含有激素的滴眼液或眼膏进行使用,从而导致激素性青光眼的发生。通常用药2周后眼压就会缓慢上升,而眼睛并没有不适的感觉。

（八）某些全身性疾病的人群

如糖尿病、心脏病、高血压和镰状细胞贫血，几乎所有全身性的疾病都可能引起眼部的病变。糖尿病患者，如果治疗不及时，血糖控制不良，在患病5年后，易出现糖尿病视网膜病变等眼部病变。高血压或血液系统疾病，如果治疗不及时，也很可能会继发青光眼，特别是新生血管性青光眼。

第二节 青光眼需要做哪些检查

一、青光眼如何早期诊断？

早期青光眼可以检查出来吗？是的，可以检查出来。在过去，由于检查的设备相对简陋及人们对青光眼相关知识了解较少，早期的青光眼不容易检查出来，疾病发展至中晚期时才可以明确诊断，从而给患者、家庭及社会带来沉重的负担。近年来，随着社会的发展进步，青光眼的知识体系也在不断更新，各种与青光眼相关的先进检查设备相继产生，基本上可以检查出各种类型与各个阶段的青光眼。

当然，能否检查出青光眼的关键在于是否定期看眼科医生。综合之前提到的青光眼高危因素，患者能有意识地去医院的青光眼专科进行检查，就可以做到早期诊断、早期治疗，从而避免悲剧的发生。

二、青光眼的常规检查方法有哪些？

前面提到，青光眼是一组以病理性眼压升高为主要危险因素，具有特征性视神经萎缩和视野损害的疾病。青光眼的检查紧紧地围绕着它的定义展开。

（一）视力检查

所有的眼部疾病都需要进行视力检查，这也是眼科的基础检查之一。视力包括近视力、远视力、裸眼视力（不戴眼镜的视力）和矫正视力（戴眼镜的视力）。视力通常都是用视力表来检查的，视力表包括远视力表和近视力表。

（二）眼压

青光眼的检查最重要的就是眼压的测量。眼压对青光眼患者十分重要，不仅是青光眼诊断的主要依据，还是治疗是否有效的一个重要评价标准。患者在进行眼压测量时要注意不能屏气，不要紧闭眼睛，自然放松，解开衬衣或上衣上方的纽扣或领带。最好能用不同的眼压计进行测量，相互验证眼压的准确性，也要注意角膜的厚度。

（三）裂隙灯显微镜检查

眼科医生会用裂隙灯显微镜及前置镜观察患者眼前、后节的表现，从而初步评估患者的眼部情况。裂隙灯显微镜可以将我们的眼球放大数倍到数十倍，而且在明亮的光源下可以清晰地检查眼睛的细节部分；可以把光源缩窄成一条细细的裂隙光，可以将角膜、晶状体等剖成一个切面，更好地发现眼内异常。

三、眼压检查是什么？

目前，眼压是唯一一个明确可以有效控制青光眼进展的因素，因此，青光眼的所有治疗都围绕在控制眼压上。眼压测量的方法有很多种，从最简单的双手触摸眼球硬度的自测眼压的方法，到使用各种各样的眼压计，这些眼压测量方法各有优缺点。当前临床上常用的眼压计可以分为接触式眼压计和非接触式眼压计两大类。

接触式眼压计是指眼压计测量头接触到眼球角膜表面，通过在角膜上施加一定压力使角膜变形，测量眼内压和角膜及巩膜的弹性抗力之和来确定患者的眼压值，可以分为压陷式、压平式、回弹式等类型。

非接触式眼压计是利用一种可控的空气脉冲，将角膜中央部恒定面积压平，借助微电脑感受角膜压平所需要的时间从而测量出眼压。大多数的青光眼患者在用非接触式眼压计测量眼压时，会感受到的一股气流喷在眼睛上。

在实际的眼压测量中，眼科医生需要综合多种测量方式的结果判断眼压值。下面详细介绍临床上常用的眼压计及其测量原理。

（一）Schiotz眼压计

Schiotz眼压计是1905年推出的最经典的压陷式眼压计。测量原理是以一定重量的砝码通过放在角膜上的压针压陷角膜中央，根据角膜被压陷的深度计算眼压。该眼压计测出的数值受眼球壁硬度的影响。

（二）Goldmann压平眼压计

Goldmann压平眼压计于1954年推出，是目前国内外公认的眼内压测量的金标准。测量原理是使用直径为3.06mm的圆形压平面，泪膜表面张力刚好抵消克服角膜硬度所需的力，所施加的外力正好与眼内压力相等。

这种眼压计测量的优点：一是仪器结构稳定，测量数值可靠，误差仅为

±0.5mmHg；二是可直接得出眼压值，而不需查表或用其他方法换算；三是检查的眼压值基本不受眼球壁硬度和角膜弯曲度的影响。缺点：一是对卧床患者及儿童不能使用；二是对角膜水肿、角膜混浊或角膜表面不平者，测量数值不可靠；三是其准确性依然受许多因素的影响，如中央角膜厚度对压平眼压计眼内压测量值的影响。

（三）笔式眼压计

笔式眼压计是一种新型压平式眼压计，其体积小，重量轻，电池供能，携带方便，应用范围广泛。不仅可用于临床，也可用于动物实验。外形似一支钢笔，呈流线型，它的一端稍尖，为测量眼压的部分；另一端钝圆，用以安装电池。尖端的传感器头套上使用一次性乳胶保护套，眼压计体部有一液晶显示屏和操作键，通过按压操作键来校准眼压计和测量眼压，所测得的眼压值以"mmHg"显示在液晶屏上。用笔式眼压计进行测量时，每获得一次测量值需要将仪器与角膜接触3~6次（即测量3~6次），获得数个电压波形，这些电压波被放大后传递到其内部的一个由单集成电路块构成的微型信息处理仪中，微型信息处理仪将获得的3~6个数据平均后将平均值显示在液晶屏上。

（四）非接触眼压计

目前国内广泛使用的眼压计是非接触式眼压计（non-con-tact tonometer，NCT）。NCT测量眼压的原理是利用一种可控的空气脉冲，将角膜中央部恒定面积压平，借助仪器上的微电脑将所得数据转换成眼压值。其优点是避免了通过接触式眼压计引起的交叉感染，并能应用于表面麻醉过敏患者。缺点是眼压的准确性在8mmHg以下和40mmHg以上者误差较大。

（五）手持式非接触眼压计

大多的非接触式眼压计都是台式的，需要固定在升降台上，患者必须采取坐位进行测量。而手持式非接触眼压计质量轻巧、便于携带，能在病房间、走道间移动，能够手持测量仰卧、坐姿的患者或者儿童的眼压。该眼压计不仅具备了所有非接触式眼压计的优点，还采用了先进的光学传感技术和智能软件，能准确探测眼睛位置，控制吹出的空气脉冲，科学计算出测量数据。

（六）回弹式眼压计

回弹式眼压计又称动态眼压计或撞击眼压计，采用了创新的感应回弹专利技术。其测量原理是，采用电磁感应线圈磁化细小的塑料头金属探针，然后针对角膜击发探针，探针再从角膜上回弹进入眼压计，并产生感应流，借此计算眼压。回弹式眼压计类型多样，使用简单、测量快捷、携带方便，可以测量坐位及卧位眼压，尤其适用于特殊病例，例如角膜溃疡、角膜移植术后、内眼术后早期等病例眼压的测量。

（七）轮廓动态眼压计

轮廓动态眼压计是一种新型的不依赖于角膜特性进行眼压测量的仪器，它消除了由个体角膜特性变化所导致的系统误差。动态轮廓眼压计的测量头是弯曲的，当测量头两侧压力一致时，测量头的弧度与正常角膜的弧度基本相同，测量时，直径10.5mm的弯曲接触面使作用在角膜上的力量分散在眼压头的中央轮廓伸展面，并等于由眼压作用在角膜上的力量。

四、视野检查是什么？

视野可以分为中心视野和周边视野。青光眼会损害患者的视神经和视网膜神经节细胞，造成视神经萎缩及视野的缺损。

（一）视野的检查

测量视野的仪器就是视野计，按照视野计的设计原理和构造可分为平面视野计、弧形视野计、计算机自动视野计、Goldmann视野计、Amsler方格等。

视野的检查是一项十分主观且重要的检查，熟练的操作人员可以帮助患者尽可能的快速熟悉检查流程，从而获得合格的视野报告。

目前最常使用的是自动视野计，自动视野计由计算机系统控制检查程序，患者依据计算机发出的光标自动测量，相对较少依赖视野师的技能。

视野报告单（图4-1）中的1～6号视野图分别是阈值图、灰度图、阈值总偏差图、模式偏差图、总偏差概率图和模式偏差概率图。MD为平均缺损，指的是被检查者眼睛光敏感度与同年龄组正常人光敏感度之差，数值越大表示光敏感度越差。PSD为模式标准差，表示视野当中光敏感度变化的平滑程度与正常人的差异，一般来说视野正常或者弥漫性视野缺损的人，PSD值为0～4dB。视野报告单的总偏差概率图和模式偏差概率图中，显示为纯黑色方块时表示这个位点视野缺损。

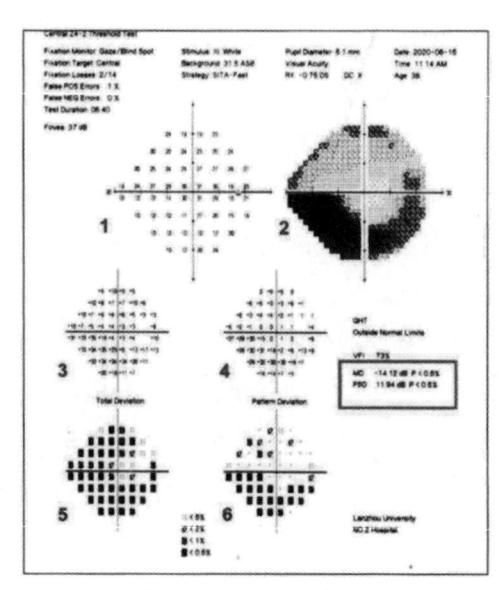

图 4-1 视野报告单

总之，视野检查与受试者的年龄、反应能力、理解能力息息相关，视野检查是一项主观性检查，需要受试者和操作人员通力协作。视野检查有一定的学习效应，患者第一次做的时候可能理解并不充分，第二次或者第三次检查时可能会配合得更好，结果也会有所变化，这也是视野检查的局限性。因此，患者和医生都不能通过一次视野检查就明确视神经和视野的损害（晚期标准青光眼视野除外），需要多次（不同时间）、反复，在同一检查环境下横向对比，得出准确结论。

五、眼底与视神经检查是什么？

视神经如同"电缆"，将外界的信息通过视网膜的成像转化为电信号从眼球传递到大脑，视神经里面包绕的无数"光纤"就被称为"视神经纤维"。因为视神经纤维非常娇嫩，青光眼患者的高眼压很容易让它受到损伤，且损伤后无法修复，进而造成永久的视野丢失，故青光眼的眼底检查最主要的是针对视神经纤维层的检查。

眼科医生可以通过裂隙灯以及前置镜观察眼底视网膜视神经的形态、颜色及视神经杯盘比的大小诊断是否为青光眼，并且判断病情的轻重及预后。正常人的杯盘比不超过 0.3~0.4，双眼的杯盘比相差不超过 0.2。如果患者的眼底存在视神经颜色变淡，杯盘比较大，同时又合并有视野的改变时，就有可能发生青光眼。在最终确诊前，还需要排除颅内疾病、视神经本身的疾病，结合房角和眼压的检查结果，以明确诊断。然而，早期的视神经损伤，很难从眼底照相或视野缺损上被发现，这时候我们就需要针对视神经纤维层的相关检查设备来辅助。

光学相干断层扫描（optical coherence tomography，OCT）检查应运而生，它可以对光学散射介质如生物组织等进行扫描，获得的三维图像，分辨率可以达到微米级。目前比较先进的一种光学相干断层扫描方式为频域光学相干断层扫描，这种扫描方式的信噪比较高，获得信号的速度也比较快。在眼科中，这种断层扫描系统可以获取视网膜和视神经的细节图像，可以检查视网膜神经纤维层的厚度，正常人视神经纤维层厚度通常为 100μm 以上，因视神经纤维层厚度的改变早于临床视野的改变，故可用于青光眼的早期诊断。同时 OCT 可以测量杯盘比例（C/D 值），由于测量方法的问题，通常会大于医生所观察到的数值。这也可以间接反映患者视神经萎缩的情况。

六、房角检查是什么？

人们发现眼球的"排水口"（房角）对青光眼的分型、治疗方式的选择及其预后十分重要，临床上我们可以使用房角镜及超声生物显微镜来观察房角。

（一）房角镜

房角镜是青光眼医生的传统检查设备，用来观察房角是开放还是关闭，是否有新生血管等情况，其作用十分重要。在没有超声生物显微镜之前，房角镜就是眼科医生的超声生物显微镜。虽然超声生物显微镜越来越多地完成了房角镜的工作，但这一青光眼医生的"利器"并没有过时。在术前、术中使用房角镜观察患者的房角情况，做到心中有数，是每一位青光眼医生的不二选择。

（二）超声生物显微镜

超声生物显微镜能客观清晰地显示眼前节组织的结构特点，观察房角的形态，定量测量房角的宽窄。

七、青光眼患者为什么需要定期复查？

第一，我们需要明确一点，青光眼是不可治愈的，所以一旦确诊为青光眼，需要定期复查。第二，青光眼是多因素导致的疾病，目前唯一明确的有效治疗青光眼的方法就是降低眼压，降低至目标眼压，不再损伤视神经及视野，但是也可能存在其他因素会推动青光眼的发展。第三，定期进行全面的眼科检查，早发现早治疗。

如果确诊患了青光眼，患者每月需要测量 1~2 次眼压，视野、OCT等检查每 6 个月 1 次。需要再次明确的是，青光眼是终身性疾病，一定要定期复查。

第三节 青光眼怎么治疗

一、青光眼治疗的目的是什么？

我们知道青光眼是不可逆的，得了青光眼，出现了视力、视野和视神经的损害，就无法再恢复正常。看到这里，有些人会问，既然治不好了，还有必要治疗吗？回答是肯定的，需要治疗。如果不治疗，病情会进一步发展，最终导致视力完全丧失。

那么，青光眼的治疗目的是什么呢？简单地说，就是把眼压控制在所设定的目标之内，减少或停止对视野和视神经的伤害，防止视神经损害进一步加重，最大限度地保护视功能。

二、青光眼的目标眼压是多少？

眼压是青光眼进展的主要风险因素，降低眼压是唯一被证实的、可以延缓或预防青光眼进展的方法。

目前对青光眼的治疗最主要的是降低眼压，那么要降低到什么程度呢？是降到正常眼压就可以吗？大多数正常人眼压的范围是 10～21mmHg，但对青光眼患者而言，单纯地把眼压降低到 21mmHg 以下是远远不够的。根据患者病情，要把眼压降低到靶眼压。靶眼压，即目标眼压，就是不会造成视神经损害的眼压值。眼科医生会根据患者视神经萎缩、视野损害、年龄、眼压的综合考量，确定靶眼压。在所设定的目标眼压下，患者的视功能和视神经不再继续受损。要根据不同的患者给予不同的治疗，同一个患者因为病情的不同时期所给予的治疗也不同。因此，青光眼患者的治疗需要"私人定制"。如对于开角型青光眼患者，初始目标眼压的设定要比未治疗时的基础眼压降低 30%～40%，部分晚期青光眼患者应将眼压降得更低。

（一）美国眼科学会建议标准

（1）轻度损害：下降 20%～30%。

（2）进展期损害：下降≥40%。

（3）正常眼压性青光眼：下降＞30%。

（4）原发性开角型青光眼（＜30mmHg）：14～18mmHg。

（5）进展期青光眼：＜15mmHg。

（6）高眼压症（＞30mmHg）：20mmHg或下降20%。

（二）《亚太青光眼指南》建议标准

（1）早期或中期伴有中度风险因素：日内平均眼压＜17mmHg，或在基线的基础上降低≥30%。

（2）晚期伴有高风险因素：日内平均眼压≤12mmHg，或在基线的基础上降低≥40%。

（三）《中国青光眼临床诊疗手册》建议标准

（1）青光眼疾病进展早期：目标眼压＜18mmHg。

（2）青光眼疾病进展中期：目标眼压＜15mmHg。

（3）青光眼疾病进展晚期：目标眼压＜12mmHg。

需要强调的是，每一个患者的目标眼压并非一成不变，应根据随诊时所得到的视神经纤维层厚度及视野变化，来确定眼压控制是否达到目标，若视功能仍在损伤，目标眼压要进行相应调整。所以，青光眼患者要定期随访检查。

三、青光眼怎么联合治疗？

对于一些青光眼患者，单纯的药物、激光或手术都不能有效地降低眼压，达到所设定的靶眼压。那么就需要进行联合治疗，可以是药物的联合治疗，也可以是联合激光、手术，还可以三者联合。

青光眼的药物治疗中，通常开始时以1种药物为主，如果需要，可以增加到2～3种，甚至个别患者可以用到4种。目前很多的新药也有固定复方制剂，把两种药物结合，使用起来更为方便。

如果药物治疗效果不好时，对于不同类型的青光眼，可以采用激光进行辅助治疗。手术治疗一般是最后的手段。

需要注意的是，有些青光眼患者在手术治疗后其眼压可以控制得很好，但是一段时间后，会因为手术通道的瘢痕化或其他原因，眼压再次升高，所以一定要定期监测眼压。还有部分青光眼患者手术后需要继续使用降眼压的药物。

四、青光眼的中医治疗有哪些方法？

（一）内治法

内治法强调辨证论治。中药内治法有良好的临床疗效，可显著减轻临床症状，降低眼压，缓解疼痛，可改善眼内房水流通，迅速减缩眼内容积，持续降低眼压，营养视神经，扩大视野，部分患者可得救治。

下面，介绍一些常用的对视神经具有保护作用的中药材。

1. 灯盏细辛、丹参

灯盏细辛和丹参可使视网膜血管扩张，动脉血流量增加，外周血管阻力降低，从而改善视网膜的血流，对视神经具有一定的保护作用。

2. 银杏叶

银杏叶具有抗氧化、保护线粒体、抑制一氧化氮合酶、抗缺血、抑制谷氨酸毒性、抑制血小板活化因子等多种作用。银杏叶提取物含有银杏黄酮和萜类内酯，能够到达视网膜，对损伤的视神经节细胞有保护作用。研究显示，银杏叶对正常眼压性青光眼患者残余视野具有保护作用。

3. 藏红花

藏红花具有清除氧自由基、一氧化氮等神经细胞在缺血缺氧状态下产生的化学物质，从而增加视神经轴突的数目，达到保护视神经的作用。

4. 枸杞子

枸杞子含有枸杞多糖，可以通过其抗氧化作用，减轻线粒体的病理改变，阻止神经细胞凋亡，从而达到保护视神经的作用。

5. 刺五加

刺五加可提高人体的氧气吸收量，具有扩张血管、改善大脑血量、对血压具有双向调节等作用。可以通过对抗由谷氨酸引起的一氧化氮含量的升高，从而保护由于谷氨酸毒性受损的神经节细胞。

6. 葛根

葛根含有葛根素，葛根素可以抑制血小板聚集，消除体内自由基，降低血液黏稠度,降低血管张力,降低血压;也可以减轻小动脉痉挛,促进侧支循环等。此外,葛根素还可以通过血脑屏障及血眼屏障,增强毛细血管通透性,改善微循环。

(二)外治法

外治法以外用药物与针灸按摩治疗为主。针灸对于青光眼,尤其是急性发作时,有显著止痛效果,也可有一定程度的降眼压作用,并与其他疗法有协同作用,而对于中晚期青光眼,通过针灸法可提高视功能。因此,针灸法可作为青光眼综合征的治疗方法之一。

中医穴位按摩也会有较好的作用。青光眼患者每日坚持按揉眼周五穴(睛明、攒竹、鱼腰、丝竹空、承泣),可以起到疏通眼部经络、调节眼部气血的作用。临床观察,刺激局部穴位可以使微循环的调节发生改变,表现在毛细血管通透性增加、紧张度降低、血流量增加。通过刺激穴位也可以减少视网膜的自由基损伤和溶解性改变,并有促进视神经递质增加、增强视觉信息传递、保护视功能的作用。

(1)穴位按摩:①眼部热敷按摩,刺激眼睛周边的穴位。患者快速摩擦双手手掌,当感到双掌因摩擦发热时,迅速将手掌根部放在双眼球上1~2分钟,使眼球受到手掌的热敷,同时轻压眼球,可重复数次。双手摩擦会产生高静电,眼球接触双掌会受到一股电流作用,产生治疗效应。如果每天数次,并持之以恒,可使眼压下降,眼球变软,症状缓解。②按睛明、承泣、合谷穴位。用食指或大拇指的指腹按摩睛明、承泣两穴,用另一只手的大拇指的指尖重重地按压合谷穴。坚持按这些穴位,能预防青光眼发作,并在一定程度上缓解青光眼症状。

(2)眼部按摩:用大拇指指腹按摩上眼皮,用食指指腹按摩下眼皮。从内眼角按摩到外眼角,像一点点在描画眼睛轮廓的骨头一样地按摩。每个地方按5秒,5秒之后指尖离开皮肤。每天做2次,可以在空闲的时候和睡前做。这里要注意:用手指按压的是眼窝骨的边缘部分,并不是按、戳眼球;按摩的力度不能过大,以感觉不到疼痛的轻柔力量为准。

总之,中医在治疗青光眼方面,特别是增加眼底视网膜视神经血流、保护视神经方面有独特的优势。青光眼防治是一项艰巨而长期的工作,积极地治疗对于青光眼患者及眼科医生来讲非常重要。青光眼患者应和眼科医生并肩作战，为减少青光眼的发生、降低青光眼的致盲率，做好"未病先防"工作。

第四节 青光眼的预防和保健

一、直接影响眼压变化的因素有哪些？

眼压就是眼球内部的压力，是眼内容物对眼球壁施加的均衡压力。

（1）房水：对眼压影响较大的是房水。房水是由睫状体中睫状突产生的，然后进入后房，并经瞳孔流入前房，再经前房角通过一些管道排出到眼球外。一般情况下，房水的产生和排泄保持着一种动态平衡，即在一定时间内，产生的房水和排出的房水的量是相等的。如果房水的排出通道受阻碍，或因某种原因房水产生的量增加，都可导致房水的蓄积，使眼压升高。若房水产生的量过少，房水的蓄积达不到一定量，眼压就会过低。

（2）遗传：多因素遗传，视盘的杯盘比（C/D）大的人中，眼压高；原发性开角型青光眼患者的亲属中，眼压也较高。

（3）年龄：儿童眼压较低，成人在20～40岁，眼压呈正态分布。眼压随年龄的增长变化，有不同的报道。

（4）性别：20～40岁的人群中，男女眼压相等。老年女性中，眼压随年龄升高更明显一些。

（5）屈光不正：眼压与眼轴长、近视度数呈正相关。近视眼中，原发性开角型青光眼的发病率高一些。

（6）种族：对眼压有一定影响。

（7）怀孕：孕期对眼压会有一定程度的影响。

（8）体位：由站位或者坐位改为卧位时眼压会升高，反之眼压降低。眼压改变的幅度为2～3mmHg。若是采取倒立姿势，眼压可能升高10mmHg。青光眼患者眼压受体位变化影响更大一些。

（9）呼吸：吸气时眼压低，呼气时眼压高。一呼一吸眼压改变为2～5mmHg。

（10）昼夜变化：一般比较多见的情况为晨起眼压高，晚间眼压低，但是由于个体差异，会有相反的或者其他情况。眼压昼夜差正常人为3～6mmHg，青光眼患者眼压昼夜差明显增高。

（11）眼球受压：瞬目、闭眼、眼球后受压（出血、积液、肿瘤生长）及眼球内肿瘤生长的情况也会使眼压升高。

（12）短时间内喝下大量液体（500mL以上），会使眼压升高。

（13）运动：运动的性质决定了眼压的升高或者降低。长期运动，如长跑、骑车眼压会下降（正常人为24%左右，青光眼患者为30%左右）。短期有氧运动，正常人平均下降5.9mmHg，持续30分钟。持续4个月的运动可降低基线眼压，但是对于短期运动的眼压反应逐渐减弱。

二、糖尿病与青光眼有关系吗？

糖尿病患者失明的发生率是一般人群的25倍，作为糖尿病眼病之一的青光眼，被世界卫生组织列为成人致盲仅次于白内障的主要原因，而且失明是不可逆的。

研究认为，糖尿病是原发性青光眼发生发展的高危因素。

从流行病学角度看，糖尿病患者中原发性开角型青光眼的发病率比正常人高3倍，而原发性开角型青光眼患者中有6%～13%的人有糖尿病，22%的人糖耐量曲线不正常。

糖尿病患者病程延长，全身的微血管系统潜进性损害，眼内的微循环也不例外，从而会发生糖尿病视网膜病变。糖尿病视网膜病变是眼内的一种渗漏性、阻塞性、增生性微血管病变，随着病情的加重，视网膜会因缺血缺氧产生新生血管。如果新生血管长入前房角，就会阻塞前房角，房水外流通道受阻，继而会发生新生血管性青光眼。新生血管性青光眼是一种难治性青光眼，无论药物还是手术效果都不是很理想。

所以，糖尿病患者要定期检查眼部情况，特别是糖尿病病程长及眼内压高的患者，一定要详查，排除青光眼的可能性。如果确诊为青光眼，无论哪种类型，一定早期用药，定期复查眼压，必要时行手术治疗。

三、高血压与青光眼有关系吗？

青光眼是一种多致病因素的疾病，那么血压和青光眼有关系吗？眼压是青光眼发生和发展的主要危险因素，眼压和血压有关，血压的高低关系到眼球的血液供应。我们首先理解一个概念——眼灌注压。眼灌注压是动脉压和眼压之差。无论是动脉压降低还是眼压增高，均可使眼灌注压降低，从而导致眼内血流减少。而视神经乳头正常的血液供给决定于灌注压、血压和眼压之间的平衡。

血压与青光眼发生发展的关系依然有争议，一些研究发现，高血压是青光眼的一个重要危险因素，而另外一些研究则认为低血压是危险因素。高血压患者全身小动脉痉挛及硬化，视盘的供养血管也会受到波及，进一步视神经乳头会产生慢性缺血，从而导致视功能受损。低血压，特别是低舒张压，因视神经乳头的供血不佳，使视神经十分"脆弱"而不能耐受眼压，即使是正常范围内的眼压，也很容易产生视功能损害。另外，有研究表明，开角型青光眼早期，高血压可能对于延迟和阻止视神经乳头缺血有一定作用。相反，若由于药物作用使血压大幅度下降，有可能促使视功能恶化，病情反而加重。由此可知，适当高度血压可能推迟由于高眼压或者低灌注压对于视功能的破坏。但是，我们千万不能误解为青光眼患者有高血压是件好事，这对于高龄患者是非常危险和不利的。

合并有高血压的青光眼患者应当到正规医院就诊，详细进行心脑血管和青光眼相关检查，明确诊断，对症治疗。不要偏信高血压对于青光眼的有益作用和不利影响。按照内科医师的治疗方案，规律服药，缓慢稳定地降低血压，直至血压控制到目标血压。另外，也应保持良好的生活习惯和心态，使血压平稳。

四、情绪与青光眼有关系吗？

情绪因素对于青光眼患者的影响是非常重要的，急性闭角型青光眼急性发作多是由于精神刺激所致。青光眼是一种公认的眼科心身疾病。美国《精神障碍诊断与统计手册》已经将原发性青光眼定义为"心理因素影响的躯体情况"

或"心理生理疾病"或"心身疾病",故青光眼的发生、发展及转归与社会心理因素密切相关。由于人们的生活环境和受教育程度不同,精神情绪及性格行为也各不相同。有的人性格开朗、爱说爱笑,有的人沉默寡言、多愁善感。我国中医早在明代以前就已经认识到愤怒、忧思可导致青光眼发作。中医在谈到如何预防青光眼时指出,顺应四时,防止外邪侵袭;调和情志,避免脏腑内损。这种深刻的认识至今仍是现代医学遵循的原则。国外自1940年也发现原发性闭角型青光眼的急性发作和情绪剧烈变化有关。青光眼患者有其特征性的情绪表现和性格。近20年来,许多专家用心理学对照研究或者A型性格调查行为问卷,发现青光眼患者比非青光眼患者偏于焦虑、紧张、不安、抑郁、神经质、强迫性格、不乐观等,并具有难以对抗冲击,逃避或拒绝接受压力的倾向,即原发性闭角型青光眼患者多属于A型性格或者偏A型性格。所谓A型性格主要特征为个性强、急躁、易冲动、好胜心强,有强烈的时间紧迫感、匆忙感,有过分的抱负、竞争和敌意,以及对于周围环境的急剧变化适应性差等。

  人的大脑半球下方有一处重要的脑组织叫丘脑,它是自主神经系统的中枢,也就是包括眼睛在内的内脏生理代谢活动的指挥中心。丘脑通过内分泌系统和自主神经系统两个途径,掌管着瞳孔的运动、晶状体的薄厚及眼内大部分血管的舒张与收缩功能,并且管理着眼压的昼夜正常的生理变化。人的不良情绪达到一定程度时,就会引起丘脑中枢功能失调,使眼内毛细血管扩张及房水产量过多,导致眼压升高,以及青光眼急性大发作。另外,丘脑通过自主神经系统调控房水产生和眼压功能,也关系到治疗青光眼的药物噻吗洛尔的疗效。研究表明,噻吗洛尔滴眼液抑制房水生成、降低眼压的作用必须有自主神经中的交感神经功能正常。如丘脑的自主神经功能紊乱,会影响滴眼液的治疗效果。

  善于调整自身的心理平衡,始终保持乐观、轻松、愉快的生活情绪,避免大喜、大悲、大忧,从而维护和增强大脑皮质和丘脑的调控功能,尽量避免青光眼的急性发作,使青光眼的药物或手术治疗充分发挥作用,有利于康复。

  另外,对于青光眼患者的治疗不能仅局限在传统的药物与手术治疗上,"心身同治"迫在眉睫。临床上已经尝试对青光眼患者进行心理干预,主要包括支持性心理治疗、松弛及生物反馈疗法、暗示疗法、音乐疗法等。

  因此,重视情绪(即心理因素)在青光眼的发生、发展及转归中的作用,遵循"心身同治"的原则，对更好地治疗这一典型的慢性心身疾病有很大的帮助。

五、体位会对眼压有影响吗？

体位对于眼压的影响是肯定的。那么不同的体位对于眼压变化的影响具体表现如何呢？

（1）仰卧位对于眼压的影响：由坐位改变为仰卧位时，正常人和青光眼患者眼压均会升高，并且青光眼患者眼压升高的幅度普遍较正常人大。

（2）在侧卧位对于眼压的影响：研究中把处于较低位置的眼定义为"主导眼"，另一眼定义为"非主导眼"。不管是正常人还是青光眼患者，侧卧位时主导眼的眼压均较非主导眼高。通俗来说，就是右侧卧位时，右眼眼压较左眼高。视野损害越重的眼，其眼压升高幅度也增大。提示青光眼患者应该避免患眼侧卧位，以免眼压升高进一步造成视功能损害。

（3）俯卧位对于眼压的影响：从坐位（立位）到俯卧位时眼压升高的幅度比从坐位（立位）到仰卧位时眼压升高的幅度大。

综上所述，青光眼患者应该采取头高位及避免患眼侧卧位，这样更有利于眼压的控制，提高患者舒适度及生活质量。

六、青光眼患者看电视的注意事项？

青光眼患者看电视时，应该注意休息，时间不宜过长，不宜太疲劳。一般建议青光眼患者看电视半小时以上就要远眺，避免视疲劳诱发青光眼发作。

对于未经过激光或者手术治疗的闭角型青光眼患者来说，看电视时室内光线不宜过暗。过暗的光线会导致瞳孔散大，对于前房浅、房角狭窄的闭角型青光眼患者来说，有可能会加重瞳孔阻滞，使得狭窄的前房角更加狭窄，甚至导致房角关闭，从而造成眼压升高；但对于开角型青光眼及经过激光或手术治疗后的闭角型青光眼患者，瞳孔散大则不会引起眼压升高的。所以，闭角型青光眼的患者夜间在室内看电视时，不应让室内的光线太暗。

七、多吃胡萝卜对青光眼有好处吗？

胡萝卜是一种营养丰富、老幼皆宜的好菜蔬，誉称"小人参"。胡萝卜中最负盛名的成分就是胡萝卜素——这是一种黄色色素。胡萝卜每100g含1.35～17.25mg的胡萝卜素，远比其他蔬菜多，是土豆的360倍，芹菜的36倍。胡萝卜素进入人体被吸收后，可转化成维生素A。维生素A和蛋白质可结合成视紫红质，此物是眼睛视网膜的杆状细胞感弱光的重要物质。同时，维生素A还可使上皮细胞分泌黏液，防止发生干眼症。综上所述，多吃胡萝卜不管对于正常人还是青光眼患者来说，都是有益无害的，但不能过量，过量摄取皮肤会发黄。

八、青光眼患者能长时间面对电脑吗？

一项研究发现，长期每天面对电脑荧光屏9小时以上的人士，患青光眼的概率是其他人的2倍，而且近视患者长期面对电脑，更是青光眼的高危人士。所以，为了自己眼睛的健康，要减少面对电脑的时间。

防治小贴士：大约每20分钟让眼睛休息，荧光屏背后必须有足够的空间，让眼睛放远视野。荧光屏必须干净，并把光度及颜色对比调校至最舒适的度数，摆放荧光屏的位置要适中，光线应来自两边，而不是来自前后面。

九、青光眼患者可以喝茶吗？

青光眼患者能不能喝茶呢？茶含有茶多酚、多种维生素和氨基酸等物质，对人体新陈代谢有一定的生物效应。一般认为，青光眼患者不能在短时间内大量饮茶，特别是浓茶。如在几分钟内饮用完1000mL（大约5杯或普通矿泉水一瓶半）后，将会使眼压升高，诱发青光眼症状。一般饮用大量茶水1小时后，眼压会有轻度升高，这种小幅度升高不会对青光眼患者造成危害。所以，青光眼患者应根据自己的需要来补充日常所需水分，适量饮茶，最好每次不超过300mL，间隔半小时以上。

另外，需要注意的是，在服用降眼压药物乙酰唑胺期间不要喝茶。由于乙酰唑胺可能会发生尿路结石，医师会嘱咐适量多喝水。但是茶中含有草酸，与尿中排出的钙质结合形成草酸钙结晶，更容易形成尿结石。如果尿路已经有结石的话，更不能多饮茶水，这样易加重结石。

十、青光眼患者喝水有讲究吗？

青光眼患者应该多喝水还是少喝水，与青光眼类型有一定关系。未行手术的青光眼患者，特别是闭角型患者忌大量饮水，喝水太急太快，一次性饮水过量，会造成短时间内大量水分进入血液，血液稀释后渗透压降低，可使眼内房水骤然增多，尤其是大量喝水后的 15～30 分钟更为明显，这时如果本身的眼压自动调节或房水排出通道有缺陷，房水一时不能顺利排出，眼压就会升高，导致青光眼发作。然而，口渴是机体的生理信号，表明体内缺水，应该及时补充，否则可能造成机体内水和电解质的代谢紊乱，给身体带来不良后果。严重的脱水可能促使血栓形成，诱发心脑血管意外。因此，青光眼患者应该正常的生活，不需要限制饮水。一日内身体所需补充的水分要平分数次饮用，最好每次饮水不超过 300mL。

对于开角型青光眼患者，由于其发病机制不同于闭角型青光眼，视神经损害的机制可能与血液循环不良（高血黏度等）有关，因此适当地饮水是有利的，加上适度的有氧运动，促进机体的新陈代谢，可能对病情有所改善。

青光眼患者若在手术后出现因房水流出过畅而导致低眼压、浅前房时，不但不限制饮水量，有时还需鼓励患者多饮水以增加房水生成，保持理想的前房和眼压。对于已做了青光眼手术，眼压控制得很好的患者，可以如正常人一样饮水。

十一、闭角型青光眼急性发作时如何家庭自救？

闭角型青光眼急性发作时，患者自觉眼部胀痛、视物模糊，甚至恶心、呕吐。取 1% 的毛果芸香碱滴眼液，每隔 5 分钟滴眼 1 次，共点 3 次，然后每隔 30 分钟点眼 1 次，共 4 次，以后每小时 1 次，一般用药 3～4 小时后瞳孔明显缩小，减量至每日 4 次。其他降眼压药物如噻吗洛尔滴眼液等也可以使用。如果患者全身情况比较差，或者没有明确青光眼诊断的，应到正规医院就诊，在确诊后再给予用药，以确保安全。

十二、要把眼药放到视线范围内吗？

在我国闭角型青光眼比较常见，如果闭角型青光眼急性发作的话，患者眼压急剧升高，眼痛、头痛、恶心、呕吐，甚至伴随着血压升高，患者十分痛苦。所以，青光眼患者一定要把眼药放到您的视线范围内，以备急性发作时及时用药，当然滴眼药也有如下注意事项。

（1）滴药前要先洗手，以免手上细菌带入眼内。

（2）凡混悬液剂型使用前要先摇晃，使药液均匀、药效稳定。

（3）滴眼液后需闭眼3~5分钟，以增加药效。切记不同种类眼药水不要同时滴，否则泪液和后滴的滴眼液会稀释先点的药物，降低疗效。

（4）若需同时使用滴眼液及眼膏，要先用滴眼液，5分钟后再涂眼膏。

（5）使用滴眼液后应立即用棉球按压内眼角3分钟，可防止药水从内眼角的泪小点流入鼻腔被吸收，从而减少药物不良反应。

（6）滴眼液勿放置在高温处，如暖气片上、灶台旁、阳光直射的窗台上等，也不要放在湿度大、灰尘多的地方，避免受热、受潮、受污染而变质。

十三、青光眼用药原则有哪些？

（一）青光眼用药原则一

要持之以恒。青光眼治疗要持之以恒，将滴眼液作为日常生活的一部分，养成习惯。药物治疗还需要根据病情经常调整，避免盲目长期使用同一种眼科药物，使身体产生耐药性。因此，明确自己所患青光眼的类型、程度及疾病是否被控制非常重要。

（二）青光眼用药原则二

规律用药。慢性青光眼切忌眼压高时用药，眼压不高就停药，这样极易造成眼压失控。另外，患者用药必须按照医嘱，切不可擅自更改使用方法。比如噻吗洛尔、卡替洛尔、贝他根等眼药，使用次数最多为每日2次，切勿因治病心切，擅自增加滴药次数，否则不仅不能增加疗效，还易增加药物不良反应。此外，上述这些药物不能在睡前滴用。而另外一些药物则相反，只能在每晚睡前滴，如拉担前列素、贝美前列素等。

（三）青光眼用药原则三

定期检查。降眼压并不是药物治疗的最终目的，维护视野才是根本目标。视野的损害是由于眼底视神经萎缩所致。因此，在青光眼的长期用药治疗过程中，不仅要定期检查眼压，还要定期检查眼底和视野，监测病情进展，确认治疗的效果。

第五章

玻璃体混浊

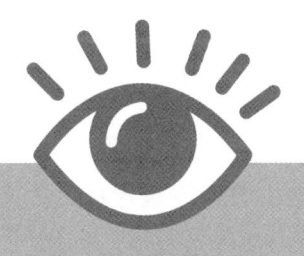

第一节 玻璃体混浊的基础知识

一、玻璃体的组成及特性有哪些？

玻璃体是眼睛屈光介质的组成部分，生理状态下为无色透明的凝胶体，充满在晶状体后面的玻璃体腔内，容积约为4mL，占眼内容积和重量均为4/5，其主要成分是水，约占99%，其余1%为透明质酸和胶原细纤维，透明质酸为玻璃体中的第二主要成分，它将胶原细纤维相互分隔，并维持胶原细纤维的稳定性。还有糖蛋白、非胶原蛋白、无机盐离子、脂类、维生素C、氨基酸等物质。玻璃体内细胞较少，主要有玻璃体细胞、星形胶质细胞和胶质细胞。玻璃体细胞位于玻璃体表面，合成透明质酸；星形胶质细胞位于神经纤维层。

玻璃体位于晶状体后部、视网膜前方，对晶状体、视网膜等组织均有支持、减震和代谢作用。玻璃体前面的膝状凹，又称"环形膈"，玻璃体表面邻近晶状体背面、睫状体平坦部、晶状体悬韧带、视网膜和视盘。靠近表面的部分是玻璃体皮质，它是由胶原纤维形成的致密玻璃体细胞网络。玻璃体基底部位于锯齿缘向前约2mm、向后约4mm处。玻璃体与眼球内壁之间最紧密的附着部位是玻璃体底部、视盘周围、黄斑中心凹和视网膜的主干血管。玻璃体膝状凹前有一腔，玻璃体通过Wieger韧带附着到晶状体上。若Wieger韧带断裂可导致玻璃体前脱离，使膝状凹的玻璃体凝胶与房水接触。Cloquet管是原始玻璃体的残余物，它从视盘延伸到晶状体后极的鼻下部，位于膝状隐窝内。覆盖Cloquet管的凝胶极薄并且容易受损，在玻璃体前脱离、晶状体囊内摘除术或Nd：YAG后囊切开术时，Cloquet管很容易断裂。Cloquet管宽1~2mm，如果它缩聚在晶状体后，可以在裂隙灯下看到，称Mitendorf点，另一端附着在视盘边缘的胶质上。如果玻璃体动脉退化不全，持续存在视盘上，称Bergneister视盘。

玻璃体本身既没有血管也没有神经组织。它是透明的，具有屈光作用。它的营养来自脉络膜和房水。它的新陈代谢非常缓慢，没有再生能力。如果有损失，剩余的空隙将充满房水。玻璃体填充眼球后 4/5 的体积，以维持眼压并支撑视网膜。如果玻璃体液化、丢失、变性或形成有机带，不仅会影响其透明度，而且易导致视网膜脱离。

二、玻璃体代谢异常会出现哪些表现？

当玻璃体周围的组织发生变化时，玻璃体代谢也受到影响，发生液化、变性和混浊。

（一）玻璃体液化

玻璃体液化是指玻璃体由胶凝状态进入胶溶状态的物理性改变，玻璃体逐渐脱水收缩，导致水与胶原分离。人出生时玻璃体呈凝胶状，4 岁开始出现液化迹象。液化一般为眼内组织新陈代谢障碍的结果，主要见于老年玻璃体变性，高度近视眼、慢性葡萄膜炎及眼内金属异物刺激等。液化一般首先出现在玻璃体的中心部，进而波及周边部。裂隙灯下已经液化的玻璃体表现为光学性空虚状态，而剩余的支架组织则破坏和变厚，形成浮动的混浊物。当眼球运动时，此种混浊物具有较大的活动性。在玻璃体液化的眼球上，做白内障囊内摘除手术，有引起大量玻璃体脱出的危险。

（二）玻璃体脱离

即玻璃体与其周围视网膜间的脱离状态。临床所见，一般分为三种。

1. 后部玻璃体脱离

后部玻璃体脱离较为多见。常发生于老年人或近视眼的眼球，即后上部的玻璃体与视网膜间发生脱离。裂隙灯下可见脱离的玻璃体后界膜向下低沉，而成皱褶，其凝缩的支架纤维随着眼球运动而摇晃不定。在脱离的玻璃体后面因液体滞留可见光学间隙，由于玻璃体后界膜与视盘紧密黏连，故被撕脱时可形成玻璃体后裂孔，用检眼镜检查可见在红色反光的背景上呈环形裂洞样混浊。如果脱离部位尚存在残余的玻璃体条状组织，当眼球运动时可能对视网膜产生牵扯，从而引起患者闪光幻觉，是为视网膜脱离的先兆。常见的并发症如下。

（1）视网膜裂孔：视网膜形成马蹄孔，可导致视网膜脱离。

（2）玻璃体积血：视网膜血管破裂，导致玻璃体积血。

（3）玻璃体黄斑牵引：黄斑部玻璃体与视网膜紧密黏连可导致玻璃体黄斑

牵引。

(4) 黄斑裂孔：不完全的玻璃体后脱离可导致老年人特发性黄斑裂孔。

(5) 黄斑前膜：玻璃体后脱离过程损伤黄斑区视网膜内界膜可刺激产生黄斑前膜。

2. 前部玻璃体脱离

前部玻璃体脱离较为少见。即锯齿缘前的玻璃体前界膜与晶状体后囊脱开，二者之间出现光学空虚间隙，但脱离的前界膜并不形成皱褶，而与晶状体的后凸面保持平行。此种脱离除发生于老年人外，尚可出现在外伤、出血之后，以及葡萄膜炎或视网膜脱离的眼球，在临床上无特殊重要意义。

3. 上部玻璃体脱离

上部玻璃体脱离也较少见。玻璃体上部的后界膜，自锯齿缘后即开始下垂，然后经过一钝形转弯，又复向上、向后与未脱离部相连。一般是全部玻璃体脱离的前奏。临床上应行B型超声波、OCT检查和FFA检查等明确诊断。

三、玻璃体的功能有哪些？

(1) 促进眼球的正常生长发育：在胚胎期和出生后，对眼球的生长发育起重要作用。

(2) 眼睛视觉传导中透明的介质作用：玻璃体和角膜、晶状体、房水等一起构成了眼的屈光间质。

(3) 对视网膜、晶体的支撑和营养作用：髌状窝容纳与固定晶体，玻璃体不断向后转移液体，将睫状体分泌的物质输送给视网膜提供营养，可能还会促使视网膜与色素上皮相贴。由胶原与透明质酸综合产生的黏弹性，使它对晶状体、视网膜等周围组织有支持和减震作用，减轻外力对晶状体和视网膜的损伤。

(4) 具有代谢作用，有主动转运和代谢营养物质的功能。

(5) 参与眼的屈光与调节作用。

(6) 正常的玻璃体成分具有对新生血管和细胞增生的抑制作用。

(7) 玻璃体具备屏障作用，胶原与透明质酸有"分子筛"的作用。

四、中医如何认识玻璃体及玻璃体混浊？

神志又名护睛水，相当于西医学的玻璃体。中医眼科学中对神志的认识较为笼统：神志在白睛内，富含水液且透明，有支撑作用，令眼保持为珠状。因其透明，也是眼明视万物的保障。《疡医大全·卷十一》中记载了神志的解剖位置及生理功能，如书中说："白睛最坚属肺金，内藏护睛水，如鸡子清之稠浓。"此外，《证治准绳·杂病·七窍门》的记载中指出，神志外有白睛，还有一层"黑稠"，即书中说："大概自圆而长，外有坚壳数重，中有清脆，内包黑稠神志一函，膏外则白稠神水，水以滋膏。"

中医病名"云雾移睛"相当于西医学所说的玻璃体混浊。"云雾移睛"始称"目茫茫"，最早可追溯到《诸病源候论》，隋代巢元方对该病主要临床特征及病理机制进行了详细描述："腑脏虚损，为风邪痰热所乘，气传于肝，上冲于目，故令视瞻不分明，谓之茫茫也。"任何一种眼病，如果肝气不足，胸膈风痰劳热，眼睛就不能远视，视物则茫茫漠漠也。指外观良好，自觉眼前存在蚊子、苍蝇、蜘蛛丝或云状漂浮物的眼病，又称"蝇翅黑花""眼风黑花""飞蚊病"等。《证治准绳·杂病·七窍门》认为，"云雾移睛"乃"玄府有伤，络间精液耗涩，郁滞清纯之气而为内障之证。其原皆属胆肾。黑者，胆肾自病；白者，因痰火伤肺，金之清纯不足；黄者，脾胃清纯之气有伤其络"。

本病内应于肝、胆、脾、肾。肝藏血，血养水，水养膏，肾为肝之母，乃神水之源。肝肾两亏，不能荣养目窍，神光衰微，神志失养，则变清稀，或变混浊，致眼前黑花飞舞。胆附于肝，随肝为病，胆汁减神志衰而致病。脾为气血生化之源，脾虚则五脏六腑之精气不能上注于目，目失所养，神志变混；若脾气虚衰，不能收摄统血，血不循经，溢出络处，进入神志，也可致神志混浊。

第二节 玻璃体混浊怎么诊断

一、玻璃体混浊的常见原因有哪些？

依照病因不同，可将玻璃体混浊分为退行性变性、出血性、炎症性、外伤性、全身感染性等类型。研究证实，先天残留于玻璃体内的胚胎细胞组织、视网膜出血、高血压、糖尿病等，均可导致玻璃体液化混浊。

（一）出血

出血性玻璃体混浊在临床中最常见。视网膜和葡萄膜的血管破裂出血流入并积聚在玻璃体腔内，导致玻璃体腔积血。玻璃体本身无血管，所有出血都是外来的，尤其是视网膜血管瘤、糖尿病视网膜病变、高血压性视网膜病变以及视网膜静脉阻塞等，这些疾病在老年人中比较常见。如果出血长时间不被吸收，会引起玻璃体组织纤维增生，导致牵引性视网膜脱离。

（二）外伤

外伤性玻璃体混浊是由眼球钝挫伤或穿透性损伤引起的，穿通伤常伴有眼内出血、眼内异物及继发感染而引起玻璃体混浊。

（三）玻璃体变性

玻璃体会随着年龄的增长逐渐变性，其特点是液化和坍塌。若有形成分析出，可有丝状、絮状、无色透明混浊。液化部分的玻璃结构分解形成充满液体的间隙，多见于高度近视者和老年人。

（四）炎症

玻璃体无血管，为透明组织，故玻璃体炎症通常为周围组织炎性扩散所致。炎性玻璃体混浊常见于各类葡萄膜炎，如中间葡萄膜炎、后葡萄膜炎、交感性眼炎、感染性眼内炎、急性视网膜坏死、梅毒性视网膜脉络膜炎等。这些炎症坏死组织的渗出物，包括炎症细胞、色素颗粒、吞噬细胞黏附在玻璃纤维组织上，可产生各种不同类型的混浊。玻璃体内漂浮有点状或絮状的炎症细胞，如果病情严重，可能出现脓液，最终会导致牵引性视网膜脱离。

(五) 全身性疾病

一些全身性热性疾病常合并玻璃体混浊。如流行性感冒、脑膜炎、伤寒、糖尿病、肾炎等。据报道，疟疾和回归热也可导致玻璃体混浊。

(六) 玻璃体后脱离

当玻璃体后极脱离视盘附着物，但玻璃体基底仍黏附在视网膜上时，发生玻璃体后脱离，通常导致玻璃体混浊。

(七) 眼内肿瘤

婴幼儿最常见的眼内恶性肿瘤是视网膜母细胞瘤，而老年人可见网织肉瘤，这都会导致玻璃体混浊。

(八) 寄生虫

最常见的寄生虫是猪囊尾蚴和猪带绦虫，可以发生于所有年龄组群，但具有明显的地域分布趋势。一旦这些寄生虫释放毒素，它不但会导致严重的玻璃体混浊，甚至还会导致视网膜脱离。

二、玻璃体混浊的诊断要点有哪些？

(一) 症状

患者眼前骤见黑花，轻如飞蚊，重者视物不见，仅存光感，或眼前红花。眼前有黑影浮动，呈点状、条状或灰尘状。有时则会出现形状、数量、大小不等的黑影，随眼球的转动而转动，有时还会伴闪光现象。退行性变者多见于近视患者或60岁以上的老年人。早期无症状，以后渐感眼前有暗影浮动。

(二) 体征

由出血引起的玻璃体混浊瞳孔区可见深浅不同的黄色点状混浊或红色块状凝血，玻璃体呈点状、丝状或团块状出血性混浊，重者瞳孔区红光反射不能见，眼底窥不入。因炎症引起者可见炎症表现及（或）渗出物，玻璃体内可出现炎症细胞和纤维素性网状组织。有光学空隙形成，并有半透明的膜状、索状、点状、线状、网状的玻璃体凝缩物随眼球的转动而转动。

此外还有一些特殊变性者，有多数白色点状物飘荡，状如繁星（星状结晶体）。也可表现为金黄色的多边形结晶体，飘忽不定，且可以下沉（闪辉性玻璃体融化）。

（三）辅助检查

检眼镜和裂隙灯检查可见玻璃体中可见灰尘状、颗粒状、膜状、线状、絮状或网状混浊物漂浮，眼B超显示玻璃体有不同程度的混浊。可以做FFA检查或者玻璃体活检标本细菌培养、组织病理学或相关炎症因子检测，进一步明确病因。

三、如何区别生理性和病理性玻璃体混浊？

（一）生理性玻璃体混浊

自觉眼前有飘动的黑影，大小及形状各异，如点状、线状、蚊翅或蛛网状暗影，随眼球运转而浮动，特别在注视白壁或天空时尤为显著，但用检眼镜检查常不能发现明显病变。此种现象是由于残留在玻璃体内的胚胎细胞，或血细胞经过视网膜血管时的内视现象。原因包括玻璃体液化、玻璃体后脱离、混浊物漂浮等，有时伴有屈光不正及神经衰弱。这种现象称为生理性玻璃体混浊，也称为生理性飞蚊症。一般认为，它是由视网膜血管血细胞或玻璃体皮质细胞在视网膜上的投影引起的，无须特殊处理。而当玻璃体随年龄的增加发生变性时，也表现为玻璃体混浊，即玻璃体发生凝缩和液化，是黏多糖解聚的结果，称为生理性老年性玻璃体混浊。

（二）病理性玻璃体混浊

病理性玻璃体混浊多数是由眼外伤、玻璃体积血、眼内炎症、视网膜疾病、葡萄膜炎等导致，患者常表现为眼前突然出现黑影或有较多的甚至数不清的飞蚊体，有时增多或突然增多、出现红雾等，或伴有视野缺损、闪光感等，未及时处理可严重影响视力。检查可见玻璃体内出现较多或密集的点状、片状及线状浮动体，呈暗色，随眼球转动而飘动，眼底可见原发病灶，如炎性的渗出物、红色的出血、白色的退行性变等。

四、玻璃体混浊常见的中医辨证分型有哪些？

（一）肝肾亏损证

症状：眼前黑影飘动，如蚊翅，或如环状、半环状，或伴闪光感，可伴近视、视物昏朦、眼干涩易疲劳；全身症状可伴见头晕耳鸣，腰酸遗泄；舌红，苔薄，脉细。

辨证分析：肝肾两亏，精血虚衰，神志失养，故见眼前黑影飘动；神光衰微，故伴视物昏朦；头晕耳鸣、腰酸遗泄、舌红苔薄、脉细为肝肾亏损之候。

（二）气血亏虚证

症状：自觉视物昏花，眼前黑影飘动，时隐时现，不耐久视。睛珠涩痛；伴见面白无华，头晕心悸，少气懒言；唇淡，舌嫩，脉细弱。

辨证分析：久病气血亏损，气虚不能生血，血虚不能化气，神志失于濡养，故眼前黑影飘动，不耐久视，睛珠涩痛；面白无华、头晕心悸、少气懒言、唇淡、舌嫩、脉细弱均为气血亏虚之候。

（三）湿热蕴蒸证

症状：自觉眼前黑影浮动，多呈尘状、絮状混浊，视物昏朦；胸闷纳呆，或头重、神疲，苔黄腻，脉滑。

辨证分析：形体肥胖，或素嗜肥甘，脾胃湿热内蕴，浊邪上泛，故眼前黑影为尘絮状，视物昏朦；头重、神疲、苔黄腻、脉滑均为湿热蕴蒸之候。

（四）气滞血瘀证

症状：自觉眼前黑花，呈絮状、块状红色混浊，视力不同程度下降；或有情志不舒，胸胁胀痛；舌有瘀斑，脉弦涩。

辨证分析：情志不舒，肝郁气滞，致脉络瘀阻，血溢络外，滞于神志，故眼前团块状或红色、灰白色漂浮物混浊；情志不舒、胸胁胀痛及舌脉均为气滞血瘀之候。

第三节 玻璃体混浊怎么治疗

一、玻璃体混浊的主要治疗原则是什么？

（一）西医治疗原则

生理性玻璃体混浊患者一般不需要特殊治疗，应定期随访观察玻璃体混浊的变化。要适当休息，避免疲劳，工作和休息规律，长时间使用眼睛时每小时休息5～10分钟，不要长时间使用电子产品，当感到不舒服时要立即停止使用。此外，多吃含有维生素C的食物，如蔬菜和水果，也会有所帮助。

对于病理性玻璃体混浊的患者，根据不同的病因，常采用药物治疗、激光治疗或手术治疗。

（二）中医治疗原则

辨证论治是中医治疗的基本原则，即根据患者不同的证型采用不同的中医方剂。根据病因病机的不同，玻璃体混浊可分为肝肾亏损、气血亏虚、湿热蕴蒸、气滞血瘀等几种证型。肝肾阴虚证患者多采用口服明目地黄丸治疗；气血亏虚证患者多采用八珍汤治疗；湿热蕴蒸证患者多采用三仁汤治疗；气滞血瘀型患者以血府逐瘀汤加五味子、牡丹皮、枳实为主。

二、玻璃体混浊的主要治疗方法是什么？

（一）药物治疗

药物治疗通常针对病因抗炎或止血治疗，使用碘制剂、透明质酸酶、尿激酶或钙促进玻璃体混浊的吸收。碘制剂能有效促进局部微血管扩张和血液循环。碘制剂是通过激活甲状腺功能从而改善眼部代谢，加速玻璃体病变后渗出物的吸收来治疗玻璃体混浊。临床常用的碘制剂治疗方法有氨肽碘滴眼液、卵磷脂络合碘口服、普罗碘铵针肌内注射等。

（1）局部使用氨肽碘滴眼液，每日3次，每次1滴；肌内注射0.4g（1针），每日1次，连续10天。

（2）口服卵磷脂复合碘，每日3次，每次1.5~3mg（1~2片），持续1~3个月。有疗效者可继续使用半年以上。同时可以联合活血化瘀药和维生素E治疗。

（3）普罗碘铵针肌内注射，可在组织中分解为游离碘，通过促进病理沉积物的吸收从而改善玻璃体的慢性炎症。在使用碘制剂进行治疗时，甲状腺功能亢进症、慢性甲状腺疾病或者碘过敏患者应避免使用该方案，孕妇和哺乳期女性也应谨慎使用。

（4）尿激素酶和类固醇联合使用，也是一种常见的方案。患眼表面麻醉后，向半球后注射1mL尿激酶+地塞米松（0.9%氯化钠注射液溶解），每日1次。大多数患者连续治疗10日作为1个疗程。治疗1个疗程后，根据病情变化决定是否进行下一个疗程的治疗。

（二）微创玻璃体切割术

微创玻璃体切割术是一种非常先进的治疗手段，可以有效地改善视力模糊的症状，主要用于治疗积血、炎症、代谢等原因引起的玻璃体混浊。此外，视网膜光凝可以在手术中进行。在改善患者视觉功能的同时，还可以促进近距离活动、周边视力和身心健康的改善。据报道，在95%以上的病理性玻璃体混浊患者中，微创玻璃体切割术可以消除腔内漂浮物的症状，患者满意度超过90%。术后并发症相对较少，生活质量明显提高。然而，手术也可以引起一些并发症，例如高眼压、出血、瞳孔阻滞、医源性视网膜裂孔、眼内炎、交感性眼炎等。随着手术器械的进步和微创玻璃体切割术技术如20G、25G和27G玻切头的出现，微创玻璃体切割术可能是治疗病理性玻璃体混浊的最佳选择。

（三）激光治疗

Nd：YAG激光是眼科一种常用的治疗手段。近年来，随着激光技术的发展，使Nd：YAG激光消融术的安全性大幅增加。激光消融术是指通过将激光聚焦于玻璃体混浊物上，通过汽化将粉碎的混浊分解成小颗粒，并促进其吸收的治疗方法。同时，可将玻璃体腔光轴区的混浊玻璃体转移到非光轴区，从而提高患者的视觉清晰度，消除患者飞蚊症的症状。通过单脉冲模式调节激光量，在瞳孔扩张的条件下，利用角膜接触镜进行激光爆炸汽化，在保证眼前段透光充足的条件下，切割玻璃体腔光轴区的玻璃体带。通过这种方式可以把混浊的玻璃体变得透明，治疗的时间一般是 5～10 分钟。对于一些非常重的飞蚊症，有可能一次激光治疗并不能完全解决所有的问题，需要分次治疗。这种治疗方法简单有效可重复并且患者的恢复时间也非常快。但在采用激光治疗之前，必须进行全面的眼科检查，以确保患者没有视网膜病变和明确的视网膜脱离史。

三、中医如何辨证治疗玻璃体混浊？

（一）肝肾亏损证

治法：滋补肝肾。

方药：明目地黄丸（《审视瑶函》）加减。熟地黄 18g，生地黄 18g，泽泻 10g，茯苓 12g，牡丹皮 12g，柴胡 12g，当归 15g，五味子 15g。可加陈皮、砂仁、丹参、郁金以增运化祛瘀之功，也可用补肾丸加减。

（二）气血亏虚证

治法：益气养血。

方药：八珍汤（《正体类要》）加减：熟地黄 12g，当归 10g，白芍 12g，川芎 6g，人参 10g，白术 12g，茯苓 12g，炙甘草 5g。

（三）湿热蕴蒸证

治法：祛湿清热。

方药：三仁汤（《温病条辨》）加减。杏仁 12g，滑石 18g，白豆蔻 12g，厚朴 15g，白通草 9g，淡竹叶 10g，薏苡仁 24g，半夏 12g。热重加黄芩、栀子；湿重加车前子。

（四）气滞血瘀证

治法：行气化滞，活血化瘀。

方药：血府逐瘀汤（《医林改错》）加减。生地黄 10g，赤芍 6g，当归 10g，川芎 5g，桃仁 12g，红花 10g，牛膝 10g，柴胡 3g，桔梗 5g，枳壳 6g，甘草 3g。瘀久不散加三棱、鳖甲；瘀久伤正加黄芪、党参、枸杞子。

第四节　玻璃体混浊预防和保健

一、如何预防玻璃体混浊？

预防玻璃体混浊当从其发病原因着手，减少眼底血管病的发病机会，控制血压、血糖、血脂，减少动脉硬化机会。平时注意七情有常，饮食有节，劳逸适度，保持良好的生活习惯，此外避免眼外伤也是本病预防的重要因素。

（一）保持良好的工作姿势

持最适当的姿势使双眼平视或者是轻度的向下注视荧光屏，这样可以使颈部的肌肉放松，并使眼球暴露于空气当中的面积减少到最低。

（二）避免疲劳用眼

爱护自己的眼睛，避免用眼过度，根据相关的研究证明玻璃体出现混浊和用眼过多有很大的关系，所以在生活中尽量避免眼睛疲劳，不要长时间地玩手机、电脑等电子产品，阅读、写字的时候也要保证室内的光线充足。连续用眼 1 小时休息 5～10 分钟，适当地去室外活动，也可以看远处或做眼保健操。

（三）增加湿度

不要长时间开空调，有条件的可使用加湿器。如果眼睛容易干涩，在电脑前就不宜配戴隐形眼镜，如要配戴，建议戴透氧性更高的角膜接触镜。另外，经常眨眼可减少眼球暴露于空气中的时间，避免泪液蒸发；多喝水对减轻眼睛干燥也有帮助。

（四）定期去医院复查

玻璃体混浊之后，患者一定要注意定期及时复查，这样才能够更好地掌握病情，根据病情的发展及时调整治疗方案，帮助更快地恢复。

二、玻璃体混浊患者日常饮食注意事项有哪些？

在进行医学治疗的同时，饮食方面也要加以辅助，要多吃一些对眼睛有益的食品，如鸡蛋、鱼类、鱼肝油、胡萝卜、菠菜、地瓜、南瓜、枸杞子、菊花、芝麻、萝卜、动物肝脏等。多吃含钙质高的食品，如豆制品、奶酪、骨头汤、鸡蛋、牛奶、瘦肉、虾等。多吃新鲜蔬菜和水果。

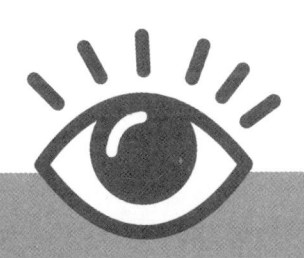

第六章

视网膜静脉阻塞

第一节 视网膜静脉阻塞的基础知识

一、何谓视网膜中央静脉阻塞？其病因及发病机制是什么？

视网膜中央静脉阻塞是由于各种原因引起的筛板附近或筛板以上部位的视网膜中央静脉血流梗阻而导致的一种急性或亚急性眼病。

引起本病的病因，老年人与青壮年有很大差异。前者绝大多数继发于视网膜动脉硬化，后者则多为静脉本身的炎症。视网膜动脉硬化常见于慢性进行性高血压病或动脉硬化、心脏病。静脉炎症则可由静脉周围炎（Eales病）、葡萄膜炎、Behcet综合征、结节病、脓毒性栓子等引起。

本病发病机制十分复杂，目前还不完全清楚，多数文献认为由动脉供血不足、静脉管壁损害、血液流变学改变、邻近动脉粥样硬化压迫静脉、球后外部压迫（如甲状腺眼病、眼眶肿瘤、球后出血）等多种因素相互影响而成。其中静脉管壁损害可能是主要的。

二、何谓视网膜分支静脉阻塞？其病因及发病机制是什么？

视网膜分支静脉阻塞是由于各种原因导致的视网膜分支静脉急性血管梗阻而引起的一种常见眼底疾病。常由于毗邻的动脉血管壁硬化压迫交叉处的静脉血管壁或血管壁炎症所致。

发病因素与视网膜分支静脉阻塞相似，其中视网膜动静脉的解剖关系尤为突出。分支静脉阻塞多发生在颞侧，尤其是颞上象限，而且在阻塞处均发现有静脉后位交叉压迫症，故静脉后位交叉可能是BRVO的危险因素之一。

三、中医眼科如何认识视网膜静脉阻塞的病因病机？

视网膜静脉阻塞属中医学"暴盲""视瞻昏渺"等范畴，在古代医籍中早已有相关论述，对其病因病机认识如下。

（1）精神抑郁，肝气不疏，气滞不行，致血行滞涩，久则脉络瘀阻而不通。

（2）真阴亏耗，不能潜阳，肝阳上越，上扰清窍，气血逆乱失调而郁闭，引起此病。

（3）脾失健运，痰湿内停，久积化热生火，痰湿火邪上犯于目，蒙蔽清窍，脉络阻塞而发热。

（4）心火内盛，或肝经郁热，火热煎灼血液脉络，久则血凝脉损，阻塞不通。

四、如何理解视网膜静脉阻塞属于"眼科血证"的范畴？

《景岳全书·杂证谟》云："血动之由，唯火唯气耳。"说明气与火是血脉运行紊乱的主要因素，与血证临床相符，在目同此。火有实火、虚火之分，气有气滞、气逆、气虚、气陷之别，终致血脉瘀滞，目络不通。引起气病与火病的原因有外感、饮食、情志、劳倦等，与五脏有关，但以肝脾肾为主。早期多气虚及火热为病，中期瘀滞为主，晚期肝肾亏虚，痰瘀互结。

肝主疏泄条达，若因情志不畅则肝郁气滞，气滞则血瘀；或因暴怒伤肝，气火上逆，血随气逆，壅遏于上，也致目络瘀滞。脾主运化，位居中央，为气机运化枢纽，气机不利则致气滞，气滞不能运血则血脉瘀滞。肾为先天之本，为一身阴阳之根，阴虚则不能制阳则虚火内生，向上熏灼目络，气血运行紊乱，日久必致血瘀，且阴虚本身也可导致血瘀，即水少舟停，血脉枯滞；阳气虚弱则血脉失于温运和推动，而瘀滞不通。另外，心主血脉，在五行属火，心火上逆则血脉壅滞，导致血瘀，日久灼伤脉络导致出血；肺主气，其华在皮毛，肺气不固，则外邪入里化热，火热上犯，也致目络壅滞及络破血溢等。

RVO的病因诸多，但最终都导致血脉运行不畅，属于典型的血瘀证。

第二节　视网膜静脉阻塞怎么诊断

一、视网膜静脉阻塞的诊断要点有哪些？

（一）病史

本病多见于中老年人，发病急骤，多有高血压、高脂血症等全身疾病病史。虽然其病因主要与动静脉壁改变或动静脉交叉压迫、血栓形成、血液流变学异常、炎症，以及外力压迫血管等因素有关，但临床上常为多因素综合致病。

（二）视力

主干阻塞者，视力明显减退；分支阻塞者，视力下降不明显。

（三）眼底检查

发病后可见阻塞静脉相应区域视网膜呈现火焰状或斑块状出血及棉絮状渗出斑，阻塞静脉呈高度充盈曲张状态，视网膜动脉变细、反光增强，视网膜动静脉可被出血及渗出遮盖，呈隐形状。

（四）荧光素眼底血管造影

视网膜循环时间延长，毛细血管扩张、渗漏，静脉管壁染色，可无/有灌注区。发病初期及时行眼底血管荧光造影有助于诊断。根据阻塞部位、程度和造影时间的不同，荧光图像有较大差异，可有动静脉循环时间延长，静脉血管内荧光素流缓慢、出现层流，毛细血管扩张，荧光素渗漏或出现无灌注区等。

（五）视野

可见与视网膜受损区域相对应的视野缺损。视野检查可见与视网膜受损区域相对应的改变，但特异性不强。如果出现玻璃体积血，眼底未能窥清者可行超声检查，协助判断玻璃体视网膜病变情况。

（六）全身检查

血压、血脂、血糖异常，血液流变学检查异常。

二、如何鉴别视网膜静脉阻塞的类型？

视网膜静脉阻塞根据缺血性质可分为非缺血型和缺血型两类。

Hayreh根据4种功能性检测（视力、视野、相对性传入瞳孔障碍、视网膜电图）以及两种形态学检测（眼底检查和荧光血管造影），来区分非缺血型和缺血型（表6-1）。

表6-1 非缺血型和缺血型视网膜静脉阻塞的鉴别

项目	非缺血型	缺血型
视力	通常轻度下降	明显下降
视野	周边视野正常无或有相对中心暗点	周边视野缩小
相对性传入瞳孔障碍	无	存在
视网膜电图	b波及b/a值正常或轻度下降	b波振幅明显降低，b/a值明显下降
眼底检查	①视盘正常，或轻度毛细血管扩张；②黄斑正常或轻度水肿；③静脉迂曲扩张；④出血少，无或少见棉絮斑	①视盘高度水肿充血，边界模糊，为出血掩盖；②黄斑明显水肿、出血，并可形成囊样水肿
荧光血管造影	①视网膜静脉充盈；②毛细血管床灌注良好	①视网膜静脉闭塞；②大片毛细血管无灌注区

三、与视网膜静脉阻塞相关的主要并发症有哪些？

与视网膜静脉阻塞相关的两个主要并发症是黄斑水肿和继发于虹膜新生血管的新生血管性青光眼。

四、视网膜静脉阻塞的中医辨证分型有哪些？

迄今为止，研究者对视网膜静脉阻塞辨证分型的认识可谓百家争鸣，尚未建立起统一的视网膜静脉阻塞中医基本证型。根据本病的眼底改变和全身症状，其中医证型主要分为五型，临床上应根据该病患者眼部体征、全身症状及病变时段综合判断。

眼底视网膜出血、渗出、水肿是该病的主症，络损血瘀是该病的主要病机，贯穿于病变全过程。

（一）血热妄行证

本证见于出血（发病早期）1~2周以内，可因患者体质不同略有差异。表现为视力突然下降，眼底视网膜可见火焰状出血，沿静脉分布，血色鲜红，常有棉絮样斑块渗出；舌质红，苔薄黄，脉弦数。

根据血证论治，眼部血证以血热为主因，多由血热妄行、血不循经、溢于脉外所致。

（二）痰瘀互结证

本证主要表现为：视物模糊，眼底有暗红色出血，视盘边界模糊、水肿常被出血遮盖，动脉变细，多有硬化，静脉扩张迂曲，视网膜黄斑水肿，有星芒状渗出或有黄斑囊样水肿；头重眩晕，胸闷脘胀，咳嗽痰多；舌有瘀点，苔白腻，脉弦或滑。

（三）肝郁化火证

本证主要表现为：视力下降，眼底所见同痰瘀互结证；胸胁满痛，烦躁易怒，面红耳赤，头昏，口苦咽干；舌质红，苔黄，脉弦数。

多因情志不舒、肝气郁结刺激，突然性引起气滞血瘀，脉络阻塞而急性发病。

（四）阴虚阳亢证

本证主要表现为：视力下降，眼底所见同痰瘀互结证；眩晕，急躁，腰膝酸软，遗精乏力；舌质绛，无苔，脉弦细。

阴虚阳亢证患者素体为阴虚体质，多因情志刺激而发病，为虚实夹杂证。发病初期多有暴怒伤肝或阴虚阳亢的病因，导致肝气郁闭，气血上壅，脉络瘀阻而致急性发病。

（五）气虚血瘀证

本证主要表现为：视力下降，迁延日久，视网膜色泽秽浊，出血部分吸收，血色暗黑，血管闭塞呈白线状；身倦懒言，气短乏力，头晕耳鸣，腰酸腿软；舌质暗淡有瘀斑，边有齿痕，脉沉细。

气虚血瘀证多发生在疾病后期，一般在3个月后，久病必虚，脉络瘀滞；或素体虚弱，气不摄血，血行无力致脉络瘀阻。

第三节 视网膜静脉阻塞怎么治疗

一、视网膜静脉阻塞的主要治疗原则是什么？

视网膜静脉阻塞的治疗原则为改善视网膜血液循环，降低血液黏稠度，溶解血栓，促进出血、水肿、渗出的吸收，控制眼底血管炎症等。

西医主要针对全身原发病及与新生血管增生相关的黄斑水肿、玻璃体视网膜增殖性病变、青光眼等进行干预治疗。

中医常按血证进行辨证论治，止血、祛瘀、宁血、补虚为四大法则。辨证论治不离气、痰、瘀、虚，早期止血为主，酌加活血，中期活血化瘀，晚期扶正散结。同时要注意养血理气活血，以使脉络通畅，尽力保护患者的视力。

二、视网膜中央静脉阻塞主要有哪些治疗方法？

（1）治疗内科原发病及发病危险因素：积极治疗高血压、糖尿病、高黏血症、高脂血症等；停止口服避孕药，不用利尿药降血压。

（2）抗血小板聚集药：如阿司匹林。

（3）若出现眼压升高，应予以降压处理。

（4）如果出现视网膜、视盘、虹膜或前房角新生血管，可行全视网膜光凝。

（5）如果黄斑水肿持续3~6个月，视力低于0.5，可行黄斑区格栅样光凝。

（6）玻璃体腔内注射曲安奈德或抗VEGF药物有助于减轻黄斑水肿，但可复发。

（7）活血化瘀等中药治疗。

三、视网膜分支静脉阻塞主要有哪些治疗方法？

（1）及时治疗内科原发病。

（2）出现大批视网膜无灌注区及视网膜新生血管者行光凝治疗。

（3）若慢性黄斑水肿持续3~6个月，视力低于0.5，FFA显示中心凹周围毛细血管完好的患眼，可对黄斑行黄斑区格栅样光凝治疗，有助于视力的提高。

（4）玻璃体腔内注射曲安奈德或抗VEGF药物有助于减轻黄斑水肿。

（5）手术治疗可试行视网膜动脉、静脉鞘膜切开术。

（6）活血化瘀等中药治疗。

四、如何理解活血化瘀中药在视网膜静脉阻塞治疗中的作用？

活血化瘀中药在治疗视网膜出血性疾病中常起着不可低估的作用。其药理作用有扩张血管、降低血管通透性、促进出血及渗出的吸收、降低血液黏稠度、溶解血栓等。

中医认为，离经之血皆属瘀血，大量视网膜出血和静脉明显迂曲扩张、视盘充血等表现，为运用活血化瘀中药提供了使用指征。

五、如何根据中医辨证对视网膜静脉阻塞进行论治？

（一）辨证选方

1. 血热妄行证

治法：凉血止血为主，兼以活血化瘀。

主方：十灰散（《十药神书》）合生蒲黄汤（《中医眼科六经法要》）加减。

组成：大蓟9g、小蓟9g、荷叶9g、侧柏叶9g、白茅根9g、茜草9g、大黄9g、栀子9g、牡丹皮9g、生蒲黄25g、旱莲草30g、三七粉3g。

2. 痰瘀互结证

治法：祛瘀化痰，养血活血。

主方：桃红四物汤（《医宗金鉴》）合二陈汤（《太平惠民和剂局方》）加减。

组成：桃仁15g、红花15g、当归15g、川芎15g、赤芍15g、白芍15g、熟地黄15g、法半夏15g、陈皮15g、三七粉3g。

3. 肝郁化火证

治法：平肝泻火，活血化瘀。

主方：四逆散（《伤寒论》）合龙胆泻肝汤（《医方集解》）加减。

组成：柴胡9g、枳实6g、甘草6g、白芍6g、龙胆草6g、黄芩9g、当归8g、泽泻12g、生地黄20g、三七粉3g、车前子9g、赤芍6g。

4. 阴虚阳亢证

治法：育阴潜阳，活血化瘀。

主方：天麻钩藤饮（《杂病证治新义》）加减。

组成：天麻 9g、钩藤 12g、石决明 18g、黄芩 9g、栀子 9g、牛膝 12g、益母草 9g、杜仲 9g、桑寄生 9g、白芍 9g、首乌藤 9g、茯神 9g。

5. 气虚血瘀证

治法：补气活血，化瘀通络。

主方：补阳还五汤（《医林改错》）加减。

组成：生黄芪 120g、当归尾 6g、赤芍 5g、川芎 3g、桃仁 3g、红花 3g、地龙 3g。

（二）辨证针灸选穴

视网膜静脉阻塞病情进入中期后，可给予针灸治疗。常用穴位见表 6-2。每次局部、远端各取穴 2~3 个，留针 10~15 分钟。

表 6-2 视网膜静脉阻塞针灸治疗常用穴位

穴名	位置	归经及功效
睛明（BL1）	眼内眦内 1 分许	手太阳小肠经、足太阳膀胱经、足阳明胃经、阳跷脉与阴跷脉的会穴；功效：祛风，清热，明目
攒竹（BL2）	眉头内侧凹陷处	足太阳膀胱经；功效：清热明目，散风镇痉
合谷（LI4）	拇指、食指张开，以另一手拇指关节横纹放在虎口边缘上拇指尖到达处	手阳明大肠经；功效：清热解表，明目聪耳，通络镇痛
曲池（LI11）	屈肘成 90°，横纹线外侧终点	手阳明大肠经；功效：清热疏风，消肿止痛
足三里（ST36）	外膝下 3 寸，胫骨外侧约 1 横指处	足阳明胃经；功效：和胃健脾，通腹化瘀，升降气机
瞳子髎（GB1）	目外眦旁，当眶外侧缘处	足少阳胆经；功效：疏散风热，明目退翳，平肝息风
风池（GB20）	颈后枕骨下，与乳突下缘相平，大筋外侧凹陷处	足少阳胆经；功效：平肝息风，清热解表，清头明目

穴名	位置	归经及功效
太阳（EX-HN5）	眉梢与眼外眦之间向后1寸凹陷处	经外奇穴；功效：清热消肿，止痛舒络
球后（EX-HN7）	当眶下缘外1/4与内3/4交界处	经外奇穴；功效：明目退翳，通络止痛

（三）离子导入治疗

离子导入活血化瘀药物（丹参、血栓通等）治疗视网膜静脉阻塞。

六、治疗视网膜静脉阻塞常用的中成药有哪些？

中成药服用方便，若辨证准确，证型相合则疗效较好，临床上也为医者所习用。

（一）活血明目片

每次5片，每日3次，适用于视网膜中央静脉阻塞中期。

（二）复方丹参滴丸

每次10粒，每日3次，适用于视网膜静脉阻塞中晚期。

（三）云南白药胶囊

每次0.25g，每日4次，适用于视网膜静脉阻塞早期。

（四）复方血栓通胶囊

每次2～4粒，每日3次，适用于视网膜静脉阻塞中晚期。

七、治疗视网膜静脉阻塞常用的中药注射液有哪些？

本病在发作中后期（一般1个月以后）可以配伍中药注射液静脉滴注，如葛根素注射液、川芎嗪注射液、丹参注射液、血栓通注射液等。

葛根素注射液可用于冠心病、心绞痛、心肌梗死、急性视网膜动脉阻塞或静脉阻塞的辅助治疗。用量用法：每次200～400mg，加入5%葡萄糖注射液500mL中静脉滴注，每日1次，10～15日为1个疗程。

川芎嗪注射液可以用于治疗脑血栓形成，同时还可以用于治疗脉管炎、冠状动脉粥样硬化性心脏病，对于脑栓塞、脑动脉供血不足的患者都有着一定的改善功效。用量用法：每次 40～80mg，稀释到盐水或者葡萄糖注射液当中，加到 250～500mL 的液体中静脉滴注，每日 1 次，10 日为 1 个疗程。

丹参注射液的功效为活血化瘀，通脉养心。用于冠心病胸闷，心绞痛。用量用法：每次 10～20mL，加入 5%葡萄糖注射液 500mL 中静脉滴注，每日 1 次，10 日为 1 个疗程。

血栓通注射液的功效为活血祛瘀、扩张血管及改善血液循环。用于视网膜中央静脉阻塞、脑血管病后遗症、内眼病、眼前房积血等。用量用法：静脉滴注，每次 2～5mL，用 10%葡萄糖注射液 250～500mL 稀释后使用，每日 1～2 次，10 日为 1 个疗程。

第四节 视网膜静脉阻塞预防和保健

一、视网膜静脉阻塞若不治疗可以自愈吗？其预后如何？

无论是非缺血型视网膜静脉阻塞还是缺血型视网膜静脉阻塞，其视网膜病变会在不同的时间自然恢复，恢复时间有明显的个体化差异。因此，视网膜静脉阻塞是一种自限性疾病，但在病程中可能引起不同的并发症。

视网膜静脉阻塞经积极治疗，一般1~4个月出血、水肿、渗出可完全吸收，视力大都可以提高。若黄斑部损害严重，则视力预后不良。

本病的预后因阻塞的原因、部位、程度等有很大差异。就发病原因而言，炎症引起的阻塞是可逆性的，动脉硬化波及而引起的阻塞，是不可逆的，故炎症性阻塞的预后优于硬化性阻塞。就阻塞的部位而言，分支阻塞优于半侧阻塞，半侧阻塞优于总干阻塞（表6-3）。就阻塞的程度而言，非缺血型优于缺血型阻塞；特别是总干的完全性阻塞，荧光血管造影有大面积无灌注区者，不仅致盲率高，而且新生血管性青光眼的发生率也高，预后更为不良。

表6-3 视网膜静脉阻塞不同阻塞部位的预后

视网膜中央静脉阻塞	通常视力逐渐下降
	不治疗时，小部分患者视力自行改善，3~40个月视力通常≤73 ETDRS字母；起病视力35~65 ETDRS字母的患者，20%可自行改善
	非缺血性视网膜中央静脉阻塞：部分患者完全缓解，无并发症，但30%患者在3年内转为缺血性视网膜中央静脉阻塞
	缺血性视网膜中央静脉阻塞：>90%患者最终视力≤6/60
视网膜分支静脉阻塞	预后优于视网膜中央静脉阻塞
	不治疗时，50%~60%患者1年后视力≥6/12，大约20%患者视力逐渐明显下降
	有黄斑水肿者，18%~41%的眼视力自发改善（≤6/12）

当然，以上各项预后都不是绝对的。是否能及早形成有效的侧支循环，是否能得到及时合理的治疗等，均可直接影响预后。

黄斑出现水肿后，短期内不能消退者，势必严重损害中心视力。

二、视网膜静脉阻塞防治常用的养生保健方法有哪些？

（一）饮食

患病期间饮食以清淡而富有营养的食物为主，忌食辛辣、刺激性及肥甘油腻食物，不饮酒，调整脾胃功能，保持二便通畅，以防影响药效的发挥。对曾因食用如鱼、虾、蟹等食物复发者应需绝对禁食。

（二）运动

适量活动，增强体质，避免过度疲劳，保证睡眠充足，是预防本病的重要措施。

（三）心理

患者要注意避免情绪激动，保持心情愉快舒畅，遵医嘱，定期复查，按时服药。

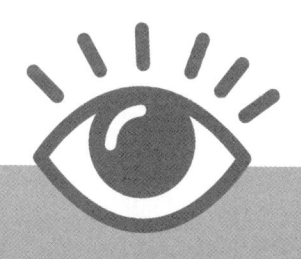

第七章

糖尿病视网膜病变

第一节　糖尿病视网膜病变的基础知识

糖尿病视网膜病变是糖尿病最常见的并发症之一。本病主要表现为视力下降，眼底可见微血管瘤、视网膜出血、硬性渗出、毛细血管闭塞、视网膜新生血管形成等。根据病变严重程度，将糖尿病视网膜病变分为非增生期糖尿病视网膜病变和增生期糖尿病视网膜病变。两者区别的标志是视网膜新生血管的形成，严重者由于视网膜内的新生血管突破内界膜，可引起视网膜前出血、玻璃体积血和新生血管性青光眼等多种并发症，导致视力严重下降，最终失明。

糖尿病视网膜病变是目前临床上最常见的视网膜血管性疾病，继发的黄斑水肿、新生血管、牵拉性视网膜脱离、新生血管型青光眼等并发症导致视力逐渐下降，甚至最终致盲。因此，如何对不同阶段的糖尿病视网膜病变患者进行针对性的治疗成为临床治疗的难点。

关于本病的治疗，目前临床上主要包括视网膜激光光凝术、抗血管内皮生长因子（VEGF）药物玻璃体腔注射、类固醇激素类药物、玻璃体切割术和中医治疗等。

根据其原发病，可归属于中医学"消渴目病""消渴内障"范畴。根据其临床表现，也可归属于"视瞻昏渺""云雾移睛""暴盲"等病范畴。本病的基本病机是气阴两虚，又因其常导致视网膜微血管出血，离经之血便为瘀，因此血瘀也是其基本病机之一。病位涉及五脏，以肺、脾、胃为主，病性多属本虚标实。具体认识如下。

（1）病久伤阴，阴虚燥热，虚火上炎，灼伤目中血络。

（2）消渴日久，耗气伤阴，气阴两虚，瘀阻于目。

（3）饮食不节，脾胃受损，气不摄血，血不循经，溢于络外或水液外渗。

（4）消渴病久，肝肾亏虚，目失濡养。

（5）久病伤阴，阴损及阳，致阴阳两虚，寒凝血瘀，目络阻滞，痰瘀互结，最终均伤及于目。

第二节 糖尿病视网膜病变怎么诊断

一、糖尿病视网膜病变的诊断要点有哪些?

(一)病史

患者具备糖尿病病史,或者在诊断糖尿病视网膜病变的同时诊断糖尿病。

(二)视力

早期眼部多无自觉症状,病久可有不同程度的视力减退,眼部黑影或视物变形,甚至失明。

(三)眼底检查

眼底检查可见视网膜微动脉瘤、出血点(斑)、硬性渗出斑、棉绒斑、静脉串珠样改变、视网膜内微血管异常、黄斑水肿、新生血管及玻璃体积血等。

(四)荧光素眼底血管造影

眼底镜下未见糖尿病视网膜病变眼底表现者,FFA检查可出现异常荧光,如微血管瘤高荧光、毛细血管扩张或渗漏、视网膜无灌注区、新生血管及黄斑囊样水肿(CME)。因此,FFA可提高诊断率,有助于评估疾病的严重程度,指导治疗,并评价临床疗效。

(五)光学相干断层扫描血管造影

光学相干断层扫描血管造影(OCTA)是最近几年应用于临床的设备,具有分析量化黄斑部视网膜脉络膜血管面积及固定范围血流指数的特点,为临床诊断糖尿病视网膜病变、判断黄斑水肿提供了新的观察指标和诊断筛查方法,对评估病情、制订治疗方案及调整预后干预措施等有重要意义。

(六)暗适应和电生理检查

糖尿病视网膜病变患者可出现暗适应功能异常,表现为杆阈、锥阈升高;多焦ERG检查表现为黄斑区反应密度降低;标准闪光ERG检查a波、b波振幅降低;糖尿病视网膜病变早期可见视网膜振荡电位异常,表现为总波幅降低,潜伏期延长。

（七）视野和超声

可见视网膜受损区域相对应的视野缺损或者视网膜敏感度下降，但特异性不强。如果出现玻璃体积血、眼底未能窥清者可行超声检查，协助判断玻璃体视网膜病变情况。

（八）全身检查

血糖、糖化血红蛋白、血压、血脂等指标异常，或伴肌酐、尿蛋白、肾小球滤过率等肾脏指标异常。

二、糖尿病视网膜病变非增生期和增生期如何鉴别？

临床上，按病变严重程度，本病可分为非增生性糖尿病视网膜病变和增生性糖尿病视网膜病变。

非增生期眼底主要表现为视网膜微动脉瘤、出血点（斑）、硬性渗出斑、棉绒斑、视网膜毛细血管闭塞、视网膜静脉扩张成串珠、视网膜微血管异常等。一旦出现视网膜新生血管就进入增生期，眼底表现可见视网膜或视盘新生血管（NVD）、视网膜前出血、玻璃体积血、虹膜表面新生血管，甚至出现新生血管性青光眼。

三、糖尿病视网膜病变如何分期（分级）？

国际上比较通用的临床分期公布于 2002 年分为 5 期（或 5 级）（表 7-1）。2014 年我国根据国情制定分期标准为 6 期（表 7-2）。

表 7-1　2002 年糖尿病视网膜病变分期（国际）

分级	疾病严重程度	散瞳眼底检查所见
1	无明显视网膜病变	无异常
2	轻度非增生期	仅有微动脉瘤
3	中度非增生期	有微动脉瘤，轻于重度非增生期表现

续表

分级	疾病严重程度	散瞳眼底检查所见
4	重度非增生期	无增生期表现，出现下列任一表现：①任一象限有多于20处的视网膜内出血；②大于2个象限静脉串珠样改变；③大于1个象限显著的视网膜微血管异常
5	增生期	出现以下任一改变：新生血管形成、玻璃体积血或视网膜前出血

表7-2　2014年糖尿病视网膜病变分期（中国）

分期	疾病严重程度	散瞳眼底检查所见
1	轻度非增生期	仅有微动脉瘤
2	中度非增生期	有视网膜出血、硬渗和棉絮斑
3	重度非增生期	无增生期表现，出现下列任一表现：①任一象限有多于20处的视网膜内出血；②大于2个象限静脉串珠样改变；③大于1个象限显著的视网膜微血管异常
4	增生期早期	视网膜或视盘新生血管 高危增生期：NVD＞1/4~1/3视盘直径（DA）；NVE＞1/2DA；伴视网膜前出血或玻璃体积血
5	增生期纤维增生期	纤维膜，伴视网膜前出血或玻璃体积血
6	增生期晚期	牵拉性视网膜脱离，合并纤维膜，可合并或不合并玻璃体积血，也包括虹膜和房角的新生血管

四、糖尿病性黄斑水肿如何进行临床分级？

黄斑水肿是糖尿病视网膜病变最常见的并发症之一，2003年黄斑水肿分级（国际）见表7-3。

表7-3　2003年黄斑水肿分级（国际）

程度	散瞳眼底检查所见
无	在后极部无明显视网膜增厚或硬性渗出
轻度	在后极部存在部分视网膜增厚或硬性渗出，但远离黄斑中心
中度	视网膜增厚或硬性渗出接近但未累及黄斑中心凹
重度	视网膜增厚或硬性渗出累及黄斑中心凹

五、与糖尿病视网膜病变相关的主要并发症有哪些？

糖尿病视网膜病变的并发症主要有牵拉性视网膜脱离，虹膜新生血管、新生血管性青光眼。在增生期，视网膜内的新生血管突破内界膜，在非增生期的基础上可见视网膜新生血管、玻璃体积血、增生性新生血管膜、牵拉性视网膜脱离。缺血严重的病例可发生虹膜、房角新生血管形成，最终演变为新生血管性青光眼，导致患者视力明显下降甚至失明。

六、中医如何对糖尿病视网膜病变进行辨证分型？

目前中医对糖尿病视网膜病变辨证分型主要有五型，临床上应根据该病患者眼部体征、全身症状及病变分级综合判断。

视力下降或眼前黑影飘动，眼底视网膜出血、渗出、水肿是本病的主症，气阴两虚、络脉瘀阻是本病的基本病机，贯穿于病变全过程。

（一）阴津不足，燥热内生证

视力正常或减退，眼底病变多见国际临床分级 1～3 级。口渴多饮，消谷善饥，大便干结，小便黄赤；舌质红，苔微黄，脉细数。多因病久伤阴，阴虚燥热，虚火上炎，灼伤目中血络所致。

（二）气阴两虚，络脉瘀阻证

视物模糊，或视物变形，或自觉眼前黑花漂移，视网膜病变多为 2～4 级。神疲乏力，气短懒言，口干咽燥，自汗，便干或稀溏；舌胖嫩、紫黯或有瘀斑，脉细无力。多因消渴日久，耗气伤阴，导致气阴两虚，瘀阻于目而成消渴目病。

（三）脾失健运，水湿阻滞证

视物模糊，或视物变形，或眼前黑影漂移，视网膜病变多为 2～4 级，以视网膜水肿、棉绒斑、出血为甚；面色萎黄，神疲乏力，小便量多清长；舌质淡，脉弱。多因饮食不节，以致脾胃受损，气不摄血，血不循经，溢于络外或水液外渗所致。

（四）肝肾亏虚，目络失养证

视物模糊，甚至视力严重障碍，视网膜病变多为 2～4 级。头晕耳鸣，腰膝酸软，肢体麻木，大便干结；舌暗红苔少，脉细涩。多因消渴病久，肝肾亏虚，导致目失濡养而成内障。

（五）阴阳两虚，血瘀痰凝证

视力模糊或严重障碍，视网膜病变多为 3～5 级。神疲乏力，五心烦热，腰酸肢冷，下肢水肿，夜尿频多，浑浊如膏脂，大便溏结交替；唇舌紫黯，脉沉细。多因久病伤阴，阴损及阳，致阴阳两虚，寒凝血瘀，目络阻滞，痰瘀互结。

第三节 糖尿病视网膜病变怎么治疗

一、糖尿病视网膜病变的主要治疗原则是什么？

糖尿病视网膜病变的发生发展与血糖控制情况密切相关，故其治疗的基本原则是有效控制血糖，同时控制血压、血脂。

本病的病理机制尚未完全明确，针对原发疾病，西医主要以长期稳定控制血糖、改善循环、营养神经等治疗为主；针对黄斑水肿、增生期新生血管形成，西医采用抗VEGF药物玻璃体腔注射、激素类药物、激光光凝术等治疗。

中医则根据本病气阴两虚、目络瘀滞的基本病机，以益气养阴治其本，活血化瘀治其标。初期以治标为主，重在活血祛瘀；中期结合全身症状辨证施治；后期宜固本，可加益气滋阴温阳之品。

总之，治疗糖尿病视网膜病变应该在有效控制血糖的基础上，适时加以视网膜激光光凝术、抗VEGF药物玻璃体腔注药术等现代医疗手段，同时结合中医辨证论治，中西医同治以提高临床疗效。

二、糖尿病视网膜病变主要有哪些治疗方法？

（一）控制血糖

采用饮食、运动、药物或胰岛素皮下注射等，长期稳定控制血糖，可延缓糖尿病视网膜病变病程的进展。

（二）改善微循环药物

如羟苯磺酸钙、胰激肽原酶等，主要用于非增生期，改善微循环，减轻视网膜血管渗漏。

（三）光凝治疗

光凝治疗主要用于增生期。可行全视网膜激光光凝，防止新生血管形成，并使已形成的新生血管退化；对于黄斑水肿可行局部光凝，以减轻水肿。

（四）玻璃体腔内注射曲安奈德或抗VEGF药物

玻璃体腔内注射曲安奈德或抗VEGF药物有助于治疗新生血管和减轻黄斑水肿，但可复发。临床上常用的抗VEGF药物包括雷珠单抗、阿柏西普、康柏西普。激素有引起白内障和高眼压的不良反应。

（五）玻璃体切割术

用于玻璃体积血和（或）有机化条带牵拉的视网膜脱离。

（六）中医药治疗

早期改善症状，控制病变进展；中后期联合激光、玻璃体切割术等方法，有利于病变恢复。

三、西医临床治疗糖尿病视网膜病变有哪些局限性？

视网膜激光光凝治疗主要是通过激光的热效应，使视网膜组织受热后凝固，视网膜氧耗减少，从而缓解局部组织缺氧情况，促进视网膜微循环的改善，主要适用于治疗增生性糖尿病视网膜病变。但也具有一定的不足，可能会发生延迟性潜在的细胞致死性损伤，对患者的视觉功能造成一定影响，如周边视野损伤、暗适应下降等。

抗VEGF药物玻璃体腔注射是目前本病的一线治疗方法，可以抑制VEGF产生或与受体结合，从而达到减轻血管渗漏及抑制新生血管生长的作用。抗VEGF类药物具有效果显著、安全等特点，但价格昂贵、复发率高、需反复长期注射。

激素类药物玻璃体腔注射，可减轻视网膜激光光凝导致的视觉敏感度下降及黄斑水肿等，但该类药物短期疗效显著，长期使用后机体会产生耐药性，同时易产生高眼压、白内障、眼内炎等并发症。因此，该类药物常作为临床辅助治疗手段。

四、中医如何辨证治疗糖尿病视网膜病变？

（一）辨证选方

1. 阴津不足，燥热内生证

治法：养阴生津，凉血润燥。

主方：知柏地黄丸合玉泉丸加减。

常用药：知母、黄柏、熟地黄、山茱萸、山药、牡丹皮、茯苓、泽泻、葛根、天花粉、麦冬、五味子、甘草。

2. 气阴两虚，络脉瘀阻证

治法：益气养阴，活血通络。

主方：六味地黄丸合生脉散加减。

常用药：熟地黄、山茱萸、山药、牡丹皮、茯苓、泽泻、人参、麦冬、五味子。

3. 脾失健运，水湿阻滞证

治法：健脾益气，利水消滞。

主方：补中益气汤加减。

常用药：黄芪、白术、陈皮、升麻、柴胡、人参、甘草、当归。

4. 肝肾亏虚，目络失养证

主方：六味地黄丸加减。

常用药：熟地黄、山茱萸、山药、牡丹皮、茯苓、泽泻。

5. 阴阳两虚，血瘀痰凝证

治法：滋阴补阳，化痰祛瘀。

主方：偏阴虚者选左归丸加减，偏阳虚者选右归丸加减。

常用药：左归丸由熟地黄、山药、枸杞子、山茱萸、川牛膝、菟丝子、鹿胶、龟胶组成；右归丸由熟地黄、附子、肉桂、山药、山茱萸、菟丝子、鹿角胶、枸杞子、当归、杜仲组成。

（二）辨证针灸选穴

除有新鲜出血和视网膜脱离者外，均可行针刺治疗（表7-4）。局部可取睛明、球后、太阳、攒竹、百会、风池、足三里、三阴交、肝俞、肾俞等穴，分两组轮流使用。每次局部、远端取穴各2~3个，每日1次，留针10~15分钟，10日为1个疗程。

表 7-4 糖尿病视网膜病变针灸治疗常用穴位

穴名	位置	归经及功效
睛明（BL1）	眼内眦内 1 分许	足太阳膀胱经、手太阳小肠经、足太阳膀胱经、足阳明胃经、阳跷脉与阴跷脉的交会穴；功效：祛风，清热，明目
球后（EX-HN7）	眶下缘外 1/4 与内 3/4 交界处	经外奇穴；功效：退翳明目，通络止痛
太阳（EX-HN5）	眉梢与眼外眦之间向后 1 寸凹陷处	经外奇穴；功效：清热消肿，止痛舒络
攒竹（BL2）	眉头内侧凹陷处	足太阳膀胱经；功效：清热明目，散风镇痉
百会（GV20）	头顶正中线与两耳尖连线的交叉处	督脉；功效：升阳举陷，益气固脱
风池（GB20）	颈后枕骨下，与乳突下缘相平	足少阳胆经；功效：平肝息风，清热解表，清肝明目
足三里（ST36）	外膝眼下 3 寸，胫骨外侧约 1 横指处	足阳明胃经；功效：健脾和胃，升降气机
三阴交（SP6）	足内踝尖上 3 寸，胫骨内侧缘后方	足太阴脾经、足厥阴肝经和足少阴肾经的交会穴；功效：健脾和胃，调补肝肾，行气活血，通经活络
肝俞（BL18）	第 9 胸椎棘突下，旁开 1.5 寸	足太阳膀胱经；功效：疏肝明目，散结止痛
肾俞（BL23）	第 2 腰椎棘突下，旁开 1.5 寸	足太阳膀胱经；功效：补肾明目

（三）离子导入治疗

血栓通注射液、丹参注射液眼部离子导入治疗糖尿病视网膜病变，也具有较好的疗效。

五、治疗糖尿病视网膜病变常用的中成药有哪些？

中成药是在中医理论指导下，按规定的处方和制剂工艺将其加工制成一定剂型的中药制品，具有性质稳定、疗效确切、不良反应相对较小，携带、贮藏保管方便等特点，临床上被医者广泛使用。

（一）芪明颗粒

每次 1 袋，每日 3 次，适用于肝肾不足、气阴两虚、目络瘀滞者。

（二）复方血栓通胶囊

每次 2~4 粒，每日 3 次，适用于血瘀兼气阴两虚者。

（三）复方丹参滴丸

每次 10 粒，每日 3 次，适用于气滞血瘀者。

（四）和血明目片

每次 5 片，每日 3 次，适用于阴虚肝旺、热伤络脉者。

（五）双丹明目胶囊

每次 4 粒，每日 3 次，适用于肝肾阴虚、瘀血阻络者。

（六）六味地黄丸

每次 8 丸，每日 3 次，适用于肾阴亏损者。

（七）明目地黄丸

每次 8~10 丸，每日 3 次，适用于肝肾阴虚者。

（八）知柏地黄丸

每次 1 袋，每日 2 次，适用于阴虚火旺者。

六、治疗糖尿病视网膜病变常用的中药注射液有哪些？

（一）血塞通注射液

功效：活血祛瘀。适用于瘀血阻络证者。用量用法：每次 200~400mg，用 5%~10% 葡萄糖注射液 250~500mL 稀释后缓缓滴注，每日 1 次，10~15 日为 1 个疗程。

（二）丹参注射液

功效：活血化瘀，通脉养心。适用于血脉瘀滞者。用量用法：每次 10~20mL，加入 5% 葡萄糖注射液 500mL 中静脉滴注，每日 1 次，10 日为 1 个疗程。

（三）银杏叶提取物注射液

适用于瘀血阻络者。用法与用量：每日 1~2 次，每次 10~20mL，加入生理盐水、葡萄糖溶液或低分子右旋糖酐中静脉滴注。

七、中西医结合治疗糖尿病视网膜病变的优势如何体现？

目前，本病的主要治疗方法仍为西医治疗，如激光、抗VEGF药物玻璃体腔注射、玻璃体切割手术等，主要针对中后期、已经出现严重视网膜损伤的病变，在治疗上有一定的局限性。对于早期患者，西医没有针对性的方法，此时中医治疗的优势凸显，可以改善症状，预防和控制病变进展。

在本病中后期，不论是保守治疗，还是手术治疗都会有一定的并发症，联合中医药治疗，可以减少不良反应，减轻炎症反应，促进视网膜功能的恢复。对于稳定患者疾病进展、缓解患者症状取得了较好的效果。

因此，在临床诊治中，应最大限度地发挥中西医结合的优势，全方位努力提高糖尿病眼病的诊疗水平，进而提高患者的生活质量。

第四节 糖尿病视网膜病变预防和保健

一、糖尿病视网膜病变患者预后如何？

本病是可防、可控、可避免失明的眼病，早期诊断、及时治疗对延缓病变进展、减少视力丧失至关重要。

非增生期病程阶段，应该定期随诊，必要时接受适当的中医药治疗、视网膜激光光凝术、抗VEGF药物注射等治疗，可避免视力严重下降，延缓进入增生期的进程。

增生期病程阶段，患者可出现眼内反复出血而严重影响视力，并可形成增殖性玻璃体视网膜病变，继发视网膜脱离而失明。同时，增生期阶段，不但视力严重受损，也预示着糖尿病病程长且血糖难以控制，出现心、脑、肾、周围神经等全身组织器官的病变。

二、应该如何预防糖尿病视网膜病变的发生和进展？

由于本病晚期严重损害视力甚至会致盲，所以及时防治十分重要。

发现糖尿病后，在内科医生指导下严格控制血糖、血压、血脂，定期检查眼底。一旦出现增生性病变并合并黄斑水肿，及时行激光光凝术，防止进一步发生发展，保存残留的视力。

同时，建议患者一旦诊断为糖尿病，就要去眼科散瞳检查眼底，根据病情定期复查，发现早期病变及时中药干预，才能防止失明。

三、糖尿病视网膜病变防治常用的养生保健方法有哪些？

（一）饮食

合理的饮食调理对糖尿病视网膜病变的治疗至关重要。患者要忌食肥甘厚腻及辛辣刺激之品，戒烟酒，严格控制糖类食物及碳水化合物的摄入量。也可常进食有滋补肝肾、益气滋阴等功效之品，如经常眼干涩、乏力、失眠的患者，可服用如党参、熟地黄等中药，以达到扶正固本、滋养目窍的目的。

（二）运动

患者可以做适量的运动，如每天坚持慢跑、打太极拳、晨练等。运动的幅度也要根据眼底出血的情况有所调整。如眼底大量出血的患者，要少运动，减少用眼。具体要听从眼科医生的指导。

（三）心理

患者需避免情绪激动，保持心情愉悦。

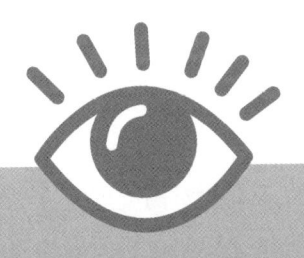

第八章

高度近视视网膜病变

第一节 高度近视视网膜病变的基础知识

一、何谓高度近视视网膜病变？其病因及发病机制是什么？

高度近视视网膜病变是指屈光度高于-6.00D或眼轴长度大于26mm的患眼，其眼底视网膜脉络膜发生变性、萎缩、出血等一系列病理改变。严重者对视力影响极大，为眼科难治性疾病之一。

引起本病的病因主要是屈光状态的改变导致眼轴进行性变长，眼球向后扩张，尤其是后巩膜延伸、变薄，引起脉络膜毛细血管层变薄，RPE层变性减少，被Miller细胞所替代、Bruch膜变薄或裂开，从而眼底出现后巩膜葡萄肿、脉络膜下新生血管（CNV）、出血等继发性病理变化。

目前本病发病机制不清，病因复杂，其中遗传与环境因素是非常重要的致病因素。许多研究已肯定了高度近视的遗传性，包括性连锁隐性遗传、常染色体隐性遗传、常染色体显性遗传等。环境因素也是高度近视的危险因素之一，室外活动、阅读习惯、受教育水平均对高度近视有一定影响。近年来研究发现局部视网膜代谢、巩膜重塑等生化机制也是发病的重要因素。

二、中医眼科如何认识高度近视视网膜病变的病因病机？

高度近视视网膜病变在古代文献没有明确的记载。根据患者主诉将其归于"近觑""暴盲""视瞻昏渺"等范畴。本病多为劳倦竭视，过度用眼引起精气耗伤，血脉阻滞，气血失调。中医对其病因病机认识如下。

（1）先天禀赋不足，后天失养，肝肾精血亏虚，目失于濡养。

（2）脾失健运，气血推动无力，血行瘀滞，又脾失统摄，血不循经则见血溢脉外而致出血。

（3）肝肾阴精不足，阴不制阳，内生虚热，或久病郁而化火，灼伤眼络而致出血。

三、如何理解高度近视视网膜病变属于"眼科血证"的范畴?

在高度近视视网膜病变的一系列眼底病变中,黄斑出血为其眼底损害之一。中医学将高度近视性黄斑出血归于眼科血证范畴。《景岳全书》说:"血本阴精,不宜动也,而动则为病。血主营气,不宜损也,而损则为病。盖动者多由于火,火盛则迫血妄行,损者多由于气,气伤则血无存。"黄斑出血也多与气火相关,气血不足,脉络失养,血虚瘀滞,血溢络外;又阴血耗伤,虚火内生,火灼络脉而出血。

高度近视引起的黄斑出血病位在肝、肾、脾。《血证论》中指出"血生于心火而下藏于肝,气生于肾水而上主于肺,其间运上下者脾也。水火二脏,皆系先天,……人之即育,以后天生先天,故水火两脏全赖于脾"。可见肝、脾、肾三脏失调,可致气血不足,目失所养,肝肾阴精、阴血不足,内生虚火,火邪灼络,血离经脉。肝主疏泄,若肝失疏泄,气滞及血,血行不畅,则血瘀出血;或肝火上炎,肝气上逆,气迫血生,火邪上扰,亦致目络瘀滞,火灼目络出血。脾主运化,为气血化生之源,为气机运化枢纽,若脾失健运,气机不利则致气滞,气滞不行则血脉瘀滞;又有脾不统血,则血溢脉外。肾为先天之本,主一身之阴阳,肾的阴阳失调,可见肾阴亏虚,虚热虚火内生,向上熏灼目络,气血运行紊乱,日久必致血瘀,且阴虚本身也可导致血瘀;而肾阳不足,血脉失于温煦,血运推动乏力而瘀滞不通。

第二节 高度近视视网膜病变怎么诊断

一、高度近视视网膜病变的诊断要点有哪些？

（一）病史

本病见于高度近视患者，其屈光度高于-6.00D或眼轴大于26mm以上。由于眼轴进行性变长，眼球向后扩张，后巩膜延伸、变薄，从而导致一系列眼底病变。

（二）视力

本病早期视远不清，视疲劳；中后期视力下降明显或视物变形，甚则视力骤降，甚至盲无所见。

（三）眼底检查

发病后随着眼轴不断延长，眼底可见视盘颞侧弧形斑、豹纹状眼底、视网膜脉络膜萎缩、漆裂纹、脉络膜新生血管、Fuchs斑、黄斑出血、黄斑裂孔、视网膜脱离或劈裂、后巩膜葡萄肿等。其中，黄斑区的病变对视力影响显著。

（四）荧光素眼底血管造影（FFA）

通过FFA直接显示视网膜脉络膜的血液循环状态，显示黄斑区视网膜有无新生血管形成等。高度近视黄斑出血FFA提示早期到晚期黄斑区均可见类圆形边界清楚的遮蔽荧光，晚期无增强或渗漏，出血灶周围可见透见荧光。高度近视眼黄斑区视网膜下新生血管，早期见荧光充盈，随时间延长而逐渐增强扩大，形状似颗粒状或不规则的强荧光，后期有荧光素渗漏。

（五）光学相关断层扫描（OCT）

OCT检查可以直观地显示视网膜的层次和结构，尤其是黄斑区，用于了解高度近视所致的视网膜萎缩变性、视网膜劈裂、黄斑裂孔、黄斑前膜等的发生情况。

（六）A型和B型超声波

用于了解眼轴长度，视网膜劈裂或脱离及后巩膜葡萄肿发生情况（图8-1）。

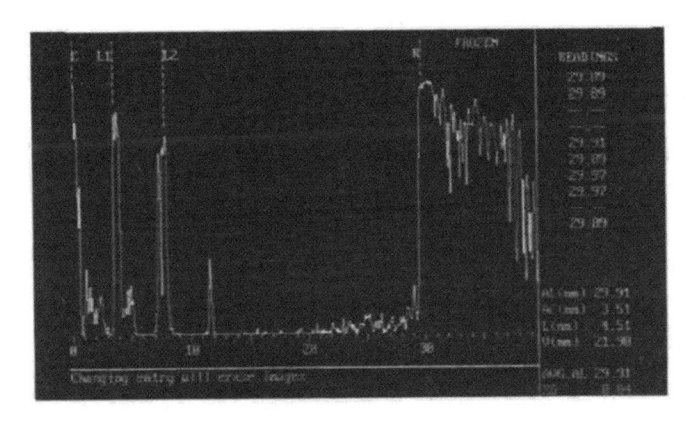

A型超声波显示平均眼轴长度为 29.91mm

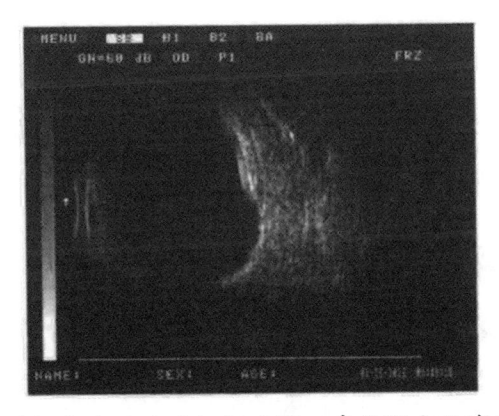

B型超声波显示后极部球壁回声局限向后膨隆
图 8-1　后巩膜葡萄肿

二、单纯性高度近视与病理性高度近视如何鉴别？

高度近视根据有无伴有眼底病理性改变，可分为单纯性高度近视和病理性高度近视。

单纯性高度近视是指屈光度高于-6.00D，持续视远模糊，视近正常，戴镜矫正可取到良好的矫正效果。病理性高度近视是指屈光度高于-6.00D或眼轴长度大于26mm，并且伴有高度近视眼底改变。眼底可见后巩膜葡萄肿、视盘颞侧弧形斑、豹纹状眼底、视网膜脉络膜萎缩、漆裂纹、脉络膜新生血管、Fuchs斑、黄斑出血、黄斑裂孔、视网膜脱离或劈裂、拱形黄斑等。视近、视远均模糊，戴镜矫正视力恢复不佳。若黄斑病变则可致视力骤降，甚则失明。

单纯性高度近视可向病理性高度近视发展，但发病机制尚不清楚，从临床角度观察，单纯地高度近视进展为病理性近视必定伴随着眼球以及眼底形态学的改变，这些改变包括视盘、近视弧、视网膜、脉络膜、巩膜的变化。

三、与高度近视视网膜病变相关的主要并发症有哪些？

（一）黄斑病变

随着病情进展会出现各种并发症，比较多见的是黄斑区病变。临床上有因牵拉造成的高度近视性黄斑前膜、黄斑裂孔、黄斑劈裂及黄斑出血等。

（二）青光眼

许多研究已证实了高度近视者与非近视者相比较，发生青光眼视神经病变的概率更高。随眼轴长度的增加、屈光度的负向增加、视盘旁delta区扩大和视盘增大，发生视神经病变的概率增加。

四、高度近视视网膜病变如何辨证分型？

高度近视视网膜病变并发症较多，其中高度近视性黄斑出血对视力影响大，治疗棘手，预后差。临床上多采用中西医结合治疗手段。对于高度近视黄斑出血的辨证分型，目前尚未统一。本病依据眼底出血、是否伴有CNV及全身症状，中医辨证主要分为三型。

（一）肝肾阴虚证

患者先天禀赋不足，后天失养，肝肾精血亏虚，目失于濡养；眼底可见视盘脉络膜萎缩弧，后极部脉络膜萎缩，可见漆裂纹，黄斑区类圆形出血斑；全身症状可见头晕耳鸣、腰膝酸软。舌质红，苔薄黄，脉细。由于脉络失养闭塞，气血津液失其常道，而见黄斑出血。

（二）阴虚火旺证

肝肾阴精不足，阴不制阳，内生虚热，或久病郁而化火，灼伤眼络而致出血。眼底可见高度近视眼底改变，黄斑区片状出血，伴脉络膜新生血管形成。全身症状可见头晕耳鸣、五心烦热、心烦不寐、口燥咽干。舌红，少苔，脉细数。由于虚热内生灼伤脉络可见黄斑区出血，气血津液不行，痰瘀互结成有形实邪，则脉络膜新生血管形成。

（三）脾气虚弱证

脾失健运，气血推动无力，血行瘀滞，又脾失统摄，血不循经则见血溢脉外而致出血；眼底可见高度近视眼底改变，黄斑区片状出血、吸收缓慢，或反复出血可见Fuchs斑，或伴黄斑水肿。全身症状可见面色无华、倦怠乏力、食欲缺乏、便溏。舌淡，苔薄白，脉细弱。由于脾虚不运，清阳不升，血行瘀滞而变生新生血管；统摄无力而致反复出血。

第三节 高度近视视网膜病变怎么治疗

一、高度近视视网膜病变的主要治疗原则是什么？

本病的治疗原则主要有控制眼轴延长，矫正屈光异常和治疗眼底病变及并发症。针对不同的并发症采用不同的治疗手段。控制眼轴增长以手术为主，临床常见手术为后巩膜加固术，为高度近视主动的治疗方式。对于高度近视并发的黄斑前膜、黄斑劈裂、黄斑裂孔及视网膜脱离等，多采用手术治疗，尽力保存患者黄斑区功能及患者视力。对于高度近视引起的黄斑出血，则以中西医结合治疗为主。

中医治疗高度近视引起的黄斑出血，按眼科血证进行辨证论治，止血、祛瘀、宁血、补虚为治血四大法则。在结合中医病因病机、辨证论治基础上，结合眼科血证特点进行分期论治。早期一般指出血小于3个月，出血多因虚火伤络所致，治疗以凉血止血为主，血止稳定后逐渐减量凉血药物，以免寒凝致瘀，再配合少量活血化瘀药，可达行血止血的目的。中期一般指出血在3个月以上，治疗以标本兼治，活血化瘀为主，兼以滋阴补益脾肾。后期出血一般至少在6个月，以补益肝肾为主，兼以利水渗湿、软坚散结。再根据眼底情况加用活血、止血药物。

二、高度近视视网膜病变主要有哪些治疗方法？

（1）控制眼轴延长的治疗手段，临床上采用后巩膜加固手术，以控制近视和预防眼底病变。

（2）伴有单纯性裂孔或格子样变性，以及玻璃体液化后脱离者，实施氩激光视网膜脱离预防性治疗，封闭周边病变视网膜。

（3）高度近视引起的黄斑前膜，多合并其他眼底病变，如脉络膜视网膜萎缩、黄斑劈裂等，对于是否需要手术治疗应进行综合评估。

（4）高度近视所引起的黄斑劈裂，采用手术的方式有玻璃体切割术（PPV）、后巩膜加固术、后巩膜加固术联合PPV等。

（5）高度近视引起的黄斑裂孔性视网膜脱离，采用的手术方式有后巩膜加固术、单纯玻璃体腔注气术和玻璃体切割术。

（6）若出现眼压升高，应予以降压处理。

（7）玻璃体腔内注射抗VEGF药物治疗脉络膜新生血管。

（8）配合应用凉血止血及活血化瘀中药。

三、抗VEGF药物在治疗高度近视性视网膜病变中应用情况如何？

脉络膜新生血管（CNV）是高度近视性视网膜病变的严重并发症之一，其伴随的渗出、水肿、增生和瘢痕化，可严重破坏眼部正常视功能结构和功能，造成严重的视力损害，甚至致盲。VEGF表达增加被认为是CNV形成的标志。VEGF与血管内皮生长抑制因子的动态平衡是血管正常生长的必要条件，一旦平衡被破坏就会导致CNV的发生与发展。高度近视性视网膜病变患者RPE细胞中VEGF和色素上皮衍生因子含量的平衡受到破坏，高度近视性视网膜病变患者的房水中VEGF浓度增高，表明VEGF在高度近视性视网膜病变性CNV发展过程也起到重要作用。

目前临床上抗VEGF治疗已经被广泛应用于CNV的治疗，通过玻璃体腔注射抗VEGF药物可有效降低眼内VEGF的浓度，降低黄斑中心区厚度（CMT）、减轻CNV的渗漏，从而提高大多数患者的视力。研究表明，玻璃体腔注射抗VEGF药物治疗高度近视性视网膜病变性CNV可明显减少黄斑厚度、抑制渗漏和提高视力。

临床上目前常用的抗VEGF药物有贝伐单抗、雷珠单抗、阿柏西普、康柏西普，针对高度近视性视网膜病变性CNV的治疗效果也已得到初步肯定，为高度近视性视网膜病变患者提供了一种经济有效的治疗途径。

由于高度近视性视网膜病变患者的眼轴过度延长，玻璃体腔容积远大于正常眼球，对于是否需要增加剂量以达到相同效果也值得关注。

四、高度近视周边视网膜病变的早期治疗有哪些？

高度近视患者是视网膜变性或裂孔发生的高危人群，临床上也非常重视对高度近视患者周边部视网膜病变的早期筛查与治疗。由于高度近视造成的眼轴病理性不断延长，而视网膜与脉络膜不能相应变长，致使视网膜、脉络膜弥漫性萎缩，从而发展为裂孔形成的基础。玻璃体发生退行变性，由胶状变成液态，牵拉视网膜，致使视网膜裂孔形成，液化的玻璃体通过裂孔侵入视网膜下空隙从而导致视网膜脱离。

视网膜格子样变性是最重要的与视网膜裂孔及视网膜脱离有关的视网膜变性，对于视网膜格子样变性应采取积极的治疗。

对明确有视网膜格子样变性或伴干性裂孔的高度近视性视网膜病变患者行氩离子激光光凝治疗，是预防其出现裂孔源性视网膜脱离的重要手段，且激光治疗可有效地降低周边视网膜裂孔和变性区导致视网膜脱离的风险。

对于已发生视网膜脱离的患者对侧眼，临床上积极进行眼底检查，发现视网膜周边变性或裂孔时尽早干预，实施预防性激光治疗，并进行定期随访，避免视网膜脱离的发生。

五、高度近视性视网膜病变西医临床治疗的"痛点"有哪些？

对于高度近视性黄斑出血，药物治疗虽然能在一定程度上抑制病情的发展，但出血易反复，或随病情进展而有新的CNV形成。而激光治疗很有可能引起再次出血，造成中心凹损伤、视网膜下出血、激光瘢痕、网膜色素上皮层撕裂等并发症，复发率也较高。光动力学主要是针对新生血管的封闭治疗，但长期治疗效果欠佳。因其本身存在的视网膜变性萎缩性改变，使得视网膜对光动力学治疗引起的损伤更为敏感；还会造成脉络膜血管灌注缺血、阻塞、破裂以及视网膜机化形成等并发症。抗VEGF药物具有效果显著、安全等特点，但价格昂贵、复发率高、需反复长期注射。还有一些手术治疗方式，如黄斑下新生血管切除和黄斑下新生血管切除联合黄斑转位术等，但都对技术要求高，且术中并发症也较多。

六、中医如何辨证治疗高度近视性黄斑出血？

（一）肝肾阴虚证

治法：益肾养阴，和血明目。

主方：驻景丸加减。

组成：楮实子10g、菟丝子15g、枸杞子10g、茺蔚子10g、熟地黄20g、当归10g、赤芍10g、生蒲黄（包）15g、茜草10g。

（二）阴虚火旺证

治法：益肾养阴，清热凉血。

主方：四物五子汤合生蒲黄汤加减。

组成：生地黄15g、当归10g、白芍10g、牡丹皮10g、菟丝子10g、枸杞子10g、覆盆子10g、车前子10g、地肤子10g、丹参10g、墨旱莲10g、生蒲黄（包）10g、荆芥炭10g、郁金10g。

（三）脾气虚弱证

治法：健脾益气，止血化瘀。

主方：助阳活血汤加减。

组成：柴胡8g、黄芪20g、党参10g、白术10g、当归15g、丹参10g、升麻6g、葛根10g、炙甘草10g、蔓荆子10g、防风10g、白芷10g。

第四节 高度近视视网膜病变的预防和保健

一、高度近视如何防控？

高度近视伴眼底病理性改变者，西医病理认为其与遗传因素关系密切，以常染色体隐性遗传最为常见，若父母双方均为高度近视，应加以警惕。

由于高度近视的屈光度不断增加，尤其是青少年青春期的发展更明显。所以为了更好地控制近视度数的增加，要注意合理用眼，有良好的视觉环境，避免长时间近距离用眼，规律作息，合理膳食，积极参加户外运动，适当地放松调节。要配戴合适的眼镜，正确矫正屈光不正。

目前近视越来越普遍，高度近视也越来越低龄化。因此，要重视儿童早期视力保护，尤其是有遗传背景的儿童更应加以重视。对儿童及青少年实行至少一年2次的视力筛查，发现裸眼视力下降应尽早去医院就诊。

二、高度近视的中医药防控手段有哪些？

中医认为，近视属于"能近怯远症"。目前有很多中医技术针对儿童青少年近视的防控。

（一）穴位按摩

穴位按摩简单易操作，且无创伤性。常用穴位有睛明、四白、太阳、鱼腰、丝竹空、阳白、攒竹、承泣、球后、瞳子髎、印堂等眼周穴位，以及风池、合谷、足三里、太冲、肝俞、肾俞、中脘等全身穴位。手法操作时，部位要准、用力要稳、力量要持久，以产生酸胀感为度。每次3~5个穴位，每次按摩3~5分钟，以眼周穴位为主。

（二）耳穴疗法

耳穴疗法可以调整眼部周围的血液运行，改善缺氧，上调血液的运行，起到防控近视发生、发展的过程。耳穴疗法常用穴位为眼、目1、目2、心、肝、脾、肾、神门等耳部穴位。每穴按揉0.5~1分钟，以出现酸胀热痛为度，1周更换1次，双耳交替。

（三）针刺疗法

针刺包括常规针刺、揿针、梅花针、眼针等，对于近视的预防也有较好的效果，但此类方法需要在正规医疗机构进行，同时要结合孩子的接受能力和依从性。

三、高度近视的并发症如何预防？

高度近视周边视网膜容易发生变性或出现裂孔，作为高度近视患者要注意观察有无闪光感、飞蚊症、视力或视野的改变，以及有无眼胀眼痛、视疲劳等症状，以便及时发现视网膜周边部病变及青光眼的发生。

日常生活中要注意防止眼外伤和头眼部的震动，避免剧烈活动和重体力劳动，尽量减少对眼部的不良刺激，忌烟酒，不熬夜，预防并发症，保护视力。

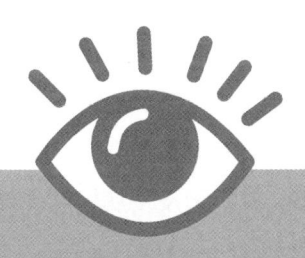

第九章

获得性麻痹性斜视

第一节 获得性麻痹性斜视的基础知识

一、何谓获得性麻痹性斜视？有哪些分类？

获得性麻痹性斜视又称后天性麻痹性斜视，是在两眼视觉系统已经建立或者充分巩固之后，由于下神经元即神经核、神经干或肌肉本身器质性病变引起，可以是单眼或双眼眼外肌的部分或完全性麻痹，按病因大致可分为神经源性、肌源性和机械性三大类。神经源性在临床上占多数，常见原因有外伤、炎症、肿瘤、中毒、高血压和糖尿病造成营养神经纤维的小血管阻塞，还有少部分原因不明者，其发生频率依次为外展神经、动眼神经、滑车神经受损；肌源性常见于Graves病、重症肌无力、慢性进行性眼外肌麻痹、眶上裂综合征和眶尖综合征等；机械性最常见于机械性眼眶钝挫伤引起眶内软组织包括眼外肌的水肿、出血或者眶内侧壁和眶底骨折引起的眼外肌嵌塞，手术、难产损伤，以及眶内肿瘤占位导致的眼外肌运动受限。

（一）何谓动眼神经麻痹？其病因及发病机制是什么？

1. 动眼神经解剖

动眼神经是第Ⅲ对颅神经，属于混合神经，支配上、内、下直肌，下斜肌，提上睑肌，并为瞳孔括约肌和睫状肌提供副交感神经支配。动眼神经起自中脑上丘的动眼神经核，动眼神经所支配的多个眼球运动功能分别由其位于动眼神经核团复合体中的亚核支配。动眼神经核群位于中脑背侧上丘水平、导水管周围下方的灰质中。中央尾核是单核，位于中线，发出的神经纤维支配双侧提上睑肌。与中央尾核不同，其他所有动眼神经核群的各组亚核均为成对分布。动眼神经副核为瞳孔括约肌提供副交感神经支配，并支配同侧眼。支配上直肌的神经束在核群内交叉支配对侧上直肌。

2. 动眼神经麻痹概念

动眼神经麻痹是一种可由多种病因导致的眼球运动异常、上睑下垂及瞳孔受损的疾病。动眼神经麻痹按发病程度可分为完全性与不完全性，完全性动眼神经麻痹患者患眼只有外直肌及上斜肌存在功能，表现为上睑下垂，眼球外转不受限或过强、其余方向均受限，瞳孔散大，直接或间接对光反射消失。不完全性动眼神经麻痹患者可支配的眼外肌功能受不同程度影响，患者除瞳孔括约肌及睫状肌功能正常外，其余表现同完全性动眼神经麻痹，常伴有复视。按病变发生的部位可分为动眼神经核病变、动眼神经束病变、蛛网膜下隙病变、海绵窦病变及眶尖病变。

3. 病因及发病机制

本病病因包括缺血性（糖尿病性）神经病，后交通动脉瘤，创伤蛛网膜下隙疾病（肿瘤、脱髓鞘、梗死、脑膜炎），海绵窦/眼眶压迫、炎症、感染，偏头痛。其中，糖尿病性动眼神经麻痹可因糖尿病微血管病变继发缺血、缺氧所导致；脑干疾病因颈动脉及基底动脉管壁肿胀压迫供应颅神经的小血管导致缺血进而导致发病；偏头痛发作时，血管痉挛导致的可逆性血-神经屏障功能障碍。按照病变部位分析具体病因，见表9-1。

表9-1 不同病位的症状、病因

部位	症状	病因
神经核	同侧动眼神经麻痹，伴对侧上睑下垂、对侧上肢肌力弱	梗死、出血、肿瘤
神经束	伴对侧肢体瘫痪/震颤/共济失调	梗死、出血、肿瘤、脱髓鞘
蛛网膜下隙	伴疼痛	动脉瘤、肿瘤、脑膜炎、脑疝、外伤
海绵窦	伴滑车神经、展神经、三叉神经障碍、疼痛	炎症、肿瘤、颈内动脉瘤、动静脉瘘、血栓
眶尖	伴滑车神经、展神经、三叉神经、视神经障碍	外伤、炎症、感染、肿瘤

（二）何谓滑车神经麻痹？其病因及发病机制是什么？

1. 滑车神经解剖

滑车神经是第Ⅳ对颅神经，支配上斜肌，涉及眼球的内旋、下视和外展。滑车神经起自中脑四叠体下丘的导水管周围腹侧的滑车神经核（在动眼神经核的正后方），绕过大脑导水管在前髓帆处交叉，从背侧离开脑干，绕脑干到其腹侧进入海绵窦，最终支配上斜肌。

2. 滑车神经麻痹的概念

滑车神经麻痹是指其损害表现患眼上斜，造成垂直或对角性复视的疾病。临床表现为眼球处于外旋位；下视困难；除上视外，各向均有复视，在患眼内收时，垂直复视更明显，头部歪向患侧时，患侧眼球位置更偏上，当头部歪向对侧肩部时可使患侧眼球位置得以改善。

3. 病因及发病机制

常见病因包括先天性、脑外伤、缺血性（糖尿病性）神经病变、脑干脱髓鞘、肿瘤、梗死、出血。因滑车神经从脑干背侧发出，在蛛网膜下隙中游离的部分行径较长，因此，脑震荡或挫裂伤时易造成滑车神经的水肿或出血等损伤，所以闭合性头颅外伤是导致滑车神经麻痹的常见原因。

（三）何谓外展神经麻痹？其病因及发病机制是什么？

1. 外展神经解剖

外展神经是第Ⅵ对颅神经，支配外直肌，负责眼球的外展运动。外展神经是脑桥延髓交接处的中背侧面神经核发出的神经纤维，从脑桥延髓结合部离开脑干进入蛛网膜下隙，向上爬上床突，在岩床韧带下方，通过Dorello孔，穿过硬膜，进入海绵窦。

2. 外展神经麻痹的概念

外展神经麻痹是由多种原因引起的眼球外展不能、复视、代偿头位，偶可有头晕、头痛等临床表现的疾病。外展神经受损引起的麻痹性斜视在临床上最为常见。根据发病的解剖位置，可以将其分为核上性、核性、核间性以及周围性。

3. 病因及发病机制

（1）核上性病变。核上性病变常见病因包括脑的血管病变、神经脱髓鞘以及肿瘤。

（2）核病变。核病变常见原因有脑干的血管病变（脑梗死或脑出血等）、肿瘤、多发性硬化、代谢性脑病（Wernicke脑病）、先天性外展神经核发育不良等。

（3）核间性病变。该病变的主要位置为内侧纵束，内侧纵束受损常见于血管病变、脑干炎症，其次为脑积水、多发性硬化、肿瘤、代谢性疾病、药物相关性中毒以及外伤等。

（4）周围性病变。周围性病变常见于血管病变（海绵窦瘘、颈内动脉瘤）、出血、颅压增高、肿瘤、手术相关损伤（脊髓麻醉、腰椎穿刺）、感染（梅毒、肺结核、隐球菌）及头部外伤等。

二、中医眼科如何认识后天性麻痹性斜视的病因病机？

麻痹性斜视在中医学属"风牵偏视""目偏视"等范畴，《证治准绳》谓"目珠不正，人虽要转而目不能转。乃风热攻脑，筋络被其牵缩紧急，吊偏珠子，是以不能运转"，《太平圣惠方》谓"风寒入贯瞳仁，攻于眼带，则瞳仁牵拽向下"，《诸病源候论》则认为本病是"人脏腑虚而风邪入于目，而瞳子被风所射，睛不正则偏视"所致。《审视瑶函》曰："此症谓目视一为二也，乃光华耗衰，偏隔败坏矣。病在胆肾，胆肾真一之精不足，而阳光失其主倚，故错乱而渺视为二。若目赤痛，而视一为二者，乃火壅于络。阴精不得升运，以滋神光，而渺其视也。"综上所述，风牵偏视病因无外乎风、痰、瘀、虚这四个要素，病位主要在脾、肝、肾，病性为本虚标实。结合临床对其病因病机认识如下。

（1）气血不足，腠理不固，风邪乘虚侵入经络，目中筋脉弛缓而发病。

（2）脾胃失调，津液不布，聚湿生痰，复感风邪，风痰阻络，致眼带转动不灵。

（3）因头面部外伤或肿瘤压迫，致使脉络受损瘀阻所致。

第二节 获得性麻痹性斜视怎么诊断

一、动眼神经麻痹的定位诊断要点有哪些？

（一）动眼神经核病变

动眼神经核病变的典型表现为双眼眼外肌麻痹，核性麻痹很少单独损害一眼，如果一眼动眼神经支配的眼肌完全受损，对侧眼肌完全正常，则可以排除核性麻痹。当动眼神经副核（E-W核）和尾部提上睑肌亚核受损，可表现为单侧或双侧动眼神经麻痹伴双侧上睑下垂。

（二）动眼神经束病变

脑干损伤时可累及动眼神经束侧面产生单眼上转受限和上睑下垂，累及内侧束则会引起动眼神经下支麻痹。束性病变可能伴有邻近脑干病变，出现相应临床表现，如对侧偏瘫、对侧震颤及共济失调。

（三）蛛网膜下隙病变

蛛网膜下隙病变与后交通动脉瘤密切相关，患者可因急性动眼神经麻痹伴疼痛而就诊于眼科。患者可表现为上睑下垂，眼球向上、下、内运动受限，瞳孔散大，对光反射消失。

（四）海绵窦病变

海绵窦病变包括海绵窦非特异炎症，也称为痛性眼肌麻痹，即Tolosa-Hunt综合征。患者表现为急性复视、眼肌麻痹伴眼眶及前额部明显疼痛，颅脑MRI中患侧海绵窦增宽、强化。海绵窦栓塞则可导致眼球突出、球结膜水肿与充血、眼睑水肿及眼底改变等，并可伴有全身中毒症状，出现高热、昏迷。

（五）眶尖病变

眶尖病变可导致动眼神经、外展神经及滑车神经的直接损伤，使其支配的眼外肌麻痹和三叉神经第一支分布区域的感觉丧失，也可造成视神经损害，出现视神经萎缩。

二、滑车神经麻痹的定位诊断要点有哪些？

（一）滑车神经神经核和神经束病变

脑干病变（如多发性硬化、胶质瘤、脑干梗死等）导致滑车神经麻痹的情况较为罕见，但其邻近可能受累的结构包括从滑车神经核正下方穿行的内侧纵束和下行的交感神经纤维。脑干局灶性病变累及滑车神经核和邻近的交感神经纤维时，导致对侧的上斜肌麻痹和同侧霍纳综合征。

（二）蛛网膜下隙病变

滑车神经是在蛛网膜下隙穿行距离最长、唯一从背侧离开脑干的脑神经，因此是颅脑外伤中最易受伤的脑神经。患者可诉两个物像垂直分离，且有不同程度的倾斜；重影在向下注视（下楼梯）及视近物（阅读）时明显；头部向患侧肩部倾斜时可使得复视程度减轻。

（三）海绵窦和眼眶病变

由于海绵窦和眶上裂的病变常引起该区域的多支脑神经麻痹，所以导致孤立性滑车神经麻痹的可能性较小。

三、外展神经麻痹的定位诊断要点有哪些？

（一）外展神经核上行病变

由于脑桥皮质下的侧视中枢位于展神经核附近的脑桥旁中线网状结构，而从脑桥旁线网状结构发出的神经纤维经过同侧展神经核和对侧动眼神经的内直肌核。因此，此处发生病变可以引起双眼向病灶对侧水平偏视。

（二）外展神经核病变

主要表现为患眼内斜视，通过旋转颈部试验以及冷水刺激前庭后眼外展仍不过中线。有部分患者可以引起同侧水平注视麻痹（即患者的两只眼睛均看不到病变的一侧）；部分会出现周围性面神经麻痹，表现为同侧面瘫。该处的损伤也会累及同侧未交叉的锥体束，所以部分患者还伴有对侧肢体上运动神经元性瘫痪（Millard-Gubler综合征）。

（三）外展神经核间性病变

（1）若病变位置位于内侧纵束的上行纤维，主要临床表现为患侧眼球不能内收；对侧眼球外展时有眼球震颤，辐转正常。冷水刺激对侧前庭后，患侧内直肌可以收缩，此方法可以用于鉴别内直肌麻痹。

（2）若病变位置位于内侧纵束的下行纤维，主要临床表现为患侧眼球外展不能，但是冷水刺激前庭后，患侧外直肌可以收缩，此方法可以用于鉴别外直肌麻痹。

（四）外展神经周围性病变

临床通常表现为患侧眼球外转不能，常伴随其他神经系统体征表现。出现以下情况应该进行头颅MRI检查：患者外展受限逐渐加重；既往有脑或鼻窦肿瘤史或可能发生转移的癌变；有其他脑神经受累；患者有较明显的面部疼痛；或者出现其他神经系统症状。

四、中医如何对麻痹性斜视辨证分型？

目前，中医对麻痹性斜视辨证分型尚未建立起统一的标准。根据本病全身症状的不同，中医证型主要分为三型。总的病机特征以正气虚弱为本，风、痰瘀阻滞为标。

（一）风邪中络证

机体气血不足，腠理不固，风邪乘虚侵入，阻滞经络，则气血运行不畅，致筋脉失于濡养而弛缓不用。

表现：发病突然，目珠偏斜，转动失灵，倾头瞻视，视物昏花，视一为二；兼见头晕目眩，步态不稳；舌淡，脉浮数。

（二）风痰阻络证

因脾虚而致痰聚，复感风邪，风痰结聚，阻滞经络，气血运行不畅，致筋肉失养而迟缓不用。

表现：发病突然，目珠偏斜，转动失灵，倾头瞻视，视物昏花，视一为二；兼见胸闷呕恶，食欲不振，泛吐痰涎；舌苔白腻，脉弦滑。

（三）脉络瘀阻证

外伤或中风后瘀血阻络，日久不消，筋脉失于濡养。

表现：多系头部外伤、眼部直接受伤或中风后出现目珠偏位，视一为二；舌质淡或有瘀斑，脉涩。

第三节 获得性麻痹性斜视怎么治疗

一、获得性麻痹性斜视的非手术治疗方式有哪些？其作用机制是什么？

非手术治疗主要适用于发病6个月以内的患者，在对病因进行治疗的同时，给予营养神经、改善微循环、控制感染等治疗。

（一）糖皮质激素

激素治疗主要用于疼痛性眼肌麻痹、病因不明的年轻患者、部分眼外伤患者、难治性眼肌麻痹患者，可局部使用曲安奈德。使用激素治疗时应注意预防并发症，如激素性青光眼、骨质疏松、股骨头坏死、消化道溃疡、感染和血糖升高等。

（二）A型肉毒杆菌毒素

对于急性部分性眼外肌麻痹的患者可选择注射A型肉毒杆菌毒素，特别是对单纯的内直肌麻痹具有确切的疗效，其方法简单，可在非肌电图仪引导的Tenon氏囊下注射A型肉毒。A型肉毒杆菌毒素影响肌肉与其拮抗肌肉的张力平衡，使眼球位置发生变化或恢复，维持双眼单视功能，达到纠正眼位的效果。局部不良反应有：上睑下垂、瞳孔散大、瞳孔调节减弱、结膜下出血及巩膜穿通等。

（三）复方樟柳碱注射液

研究发现，穴位注射复方樟柳碱治疗滑车神经麻痹效果较佳，其次是外展神经，最后是动眼神经。复方樟柳碱注射液中有效成分氢溴酸樟柳碱具有缓解平滑肌痉挛、加速血管活性物质恢复至正常水平、改善血流量、调节眼神经活动、控制炎症的作用；另一有效成分为普鲁卡因，具有止痛、松弛血管平滑肌的作用，共同作用可缓解血管痉挛，促进缺血组织的快速恢复。

（四）甲钴胺

研究表明，甲钴胺对糖尿病引起的麻痹性斜视疗效较好。甲钴胺是一种内源性辅酶B_{12}，对促进卵磷脂和神经元髓鞘形成具有良好作用，并有维持神经髓鞘代谢的作用。

（五）鼠神经生长因子

研究显示，鼠神经生长因子对神经源性麻痹性斜视效果显著。鼠神经生长因子可促进神经系统损伤的修复，能减轻神经受到伤害的程度，促进神经纤维再生。

（六）高压氧治疗

高压氧可以增加血液的带氧量，增加参与神经传导物质合成酶对氧的亲和力，从而促进神经功能的恢复；减轻受损的神经和其周围组织水肿；提高吞噬细胞的吞噬功能及纤溶酶的活性，从而减少伤后瘢痕的形成。

二、获得性麻痹性斜视手术治疗原则及术式有哪些？

手术治疗的手段多样，手术方案主要依据患者的斜视类型、斜视角度大小等来制订。一般认为手术的适应证为斜视对生活影响较大，或对外观影响较为严重者、其他治疗无效者以及身体条件符合且自身有强烈意愿者。

（一）手术主要原则

（1）要保证正前方及前下方两个主要注视野的正位和双眼单视功能，因为这两个注视野是使用最多和最重要的注视野。

（2）麻痹性斜视的手术，可以减弱麻痹肌的拮抗肌和（或）加强麻痹肌，也可以减弱健眼的配偶肌。由于加强麻痹肌远期回退明显，因此垂直性斜视手术设计普遍选择减弱功能亢进的拮抗剂或配偶肌，确定患者是健眼注视还是麻痹眼注视，若患者以健眼作注视眼，多应在麻痹眼上手术，即减弱麻痹肌的拮抗肌和（或）加强麻痹肌。若患者以麻痹眼作注视眼，可以减弱健眼的配偶肌。

（二）手术主要方式

1. 肌腹下眶—球硅管连接术

用于治疗严重的麻痹性斜视。其原理是使用自体材料或其他材料作为固定眼位的材料，对眼位进行矫正。

2. 眼外肌移植

可用于多种原因导致的麻痹性斜视，一般为自体直肌肌束部分移植。采用上、下直肌肌束转位后将上、下直肌部分功能转变为内、外的动力，以加强麻痹眼肌功能。

三、中医如何对麻痹性斜视进行辨证论治？

（一）风邪中络证

治法：祛风通络，扶正祛邪。

主方：小续命汤加减。

组成：麻黄9g、防己9g、人参9g、桂枝9g、黄芩9g、白芍9g、甘草9g、川芎9g、杏仁9g、防风12g、附子9g、生姜6g。

（二）风痰阻络证

治法：祛风除湿，化痰通络。

主方：正容汤加减。

组成：羌活10g、白附子5g、防风10g、秦艽10g、胆南星5g、白僵蚕10g、法半夏10g、木瓜10g、甘草5g、黄松节10g、生姜3片，黄酒适量。

（三）脉络瘀阻证

治法：活血行气，化痰通络。

主方：桃红四物汤合牵正散加减。

组成：当归10g、川芎6g、白芍10g、熟地黄10g、桃仁10g、红花5g、白附子5g、白僵蚕5g、全蝎5g。

四、针刺治疗麻痹性斜视如何选穴？

（一）针灸选穴（表9-2）

主穴：风池、完骨、天柱、太阳、百会、肝俞、肾俞、足三里、阳陵泉；配穴以局部选穴及麻痹肌相对应的穴位，如内直肌麻痹选睛明，外直肌麻痹选瞳子髎，下直肌麻痹选承泣，上直肌麻痹选鱼腰。轮流选穴，平补平泻，每日针1~2次，留针30分钟。

表9-2 麻痹性斜视针灸治疗常用穴位

穴名	位置	归经及主治
风池（GB20）	在颈后区，枕骨之下，胸锁乳突肌上端与斜方肌上端之间的凹陷中	足少阳胆经。常用于中风，痫，癫，狂；眩晕，耳鸣，耳聋；目赤肿痛，视物不清；鼻衄；发热、头痛、鼻塞，颈项强痛
完骨（GB12）	在头部，耳后乳突的后下方凹陷	足少阳胆经。常用于头痛，颈项强痛，咽喉肿痛，颊肿，齿痛；癫狂；中风、口眼㖞斜
天柱（BL10）	在颈后区，横平第2颈椎棘突上际，斜方肌外缘凹陷中	足太阳膀胱经。常用于头痛，颈项强痛，眩晕，目痛，肩背痛；癫，狂，痫；发热
太阳（EX-HN5）	在头部，当眉梢与目外眦之间，向后约1横指的凹陷中	经外奇穴。常用于头痛；目赤肿痛，目涩；口眼㖞斜
百会（GV20）	在头部，前发际正中直上5寸	督脉；常用于头痛，目痛，眩晕，耳鸣，鼻塞；中风，神昏，癫，狂，痫，小儿惊风，痴呆；脱肛，子宫脱垂
肝俞（BL18）	在脊柱区，第9胸椎棘突下，后正中线旁开1.5寸	足太阳膀胱经；肝之背俞穴。常用于胁痛，黄疸；目赤，视物不清，夜盲，流泪；癫狂，痫；吐血
肾俞（BL23）	在脊柱区，第2腰椎棘突下，后正中线旁开1.5寸	足太阳膀胱经；肾之背俞穴。常用于耳鸣，耳聋，腰痛，足寒，遗尿，尿频，遗精，阳痿，早泄；月经不调，带下，不孕。多食善饥、身体消瘦
足三里（ST36）	在小腿外侧，犊鼻下3寸，胫骨前嵴外1横指，犊鼻与解溪连线上	足阳明胃经；合穴；胃下合穴。常用于胃脘痛，呕吐，呃逆，腹胀，腹痛，肠鸣，泄泻，便秘；发热，癫狂；乳痈；脚膝肿痛，虚劳诸症
阳陵泉（GB34）	在小腿外侧，腓骨头前下方凹陷中	足少阳胆经；合穴；胆之下合穴；八会穴之筋会。常用于胁痛，口苦，呕吐，吞酸；膝肿痛，下肢痿痹、麻木
睛明（BL1）	在面部，目内眦内上方内侧壁凹陷中	足太阳膀胱经。常用于目赤肿痛，流泪，目翳，视物不清，夜盲
承泣（ST1）	在面部，眼球与眶下缘之间，目正视，瞳孔直下	足阳明胃经。常用于目赤肿痛，流泪，夜盲，近视；口眼㖞斜
鱼腰（EX-HN4）	在头部，瞳孔直上，眉毛中	经外奇穴。常用于目赤肿痛，目翳；眼睑下垂，口眼㖞斜

（二）眼肌直接针刺法

结膜囊表面麻醉后，使用针灸针直接刺相应麻痹肌之眼球附着点后1~3mm

处，每条肌肉可轻轻推刺数十下，刺后点抗生素眼药，每日或隔日 1 次。

（三）为何麻痹性斜视是眼科针刺治疗的优势病种之一？

针刺疗法基于经络理论以及目与经络脏腑的关系，通过在经络腧穴上施以手法刺激，激发得气效应从而获得临床疗效。眼虽为局部器官，但眼禀先天之精所成，受后天之精所养。《灵枢·大惑论》云："五脏六腑之精气，皆上注于目而为之精，精之窠为眼。"《审视瑶函·内外二障论》中指出"眼乃五脏六腑之精华，上注于目而为明"。说明了若五脏六腑功能失调，不能化生精气并输送精气至目，致使目窍失去精气的濡养而影响眼的视觉功能。《证治准绳·杂病·七窍门》谓："目珠者，连目本，目本又名目系，属足厥阴之经也。"《灵枢》云："目者，宗脉之所聚也……诸脉者皆属于目。"《灵枢·邪气脏腑病形》中则认为："十二经脉，三百六十五络，其血气皆上于面而走空窍，其精阳气上走于目而为睛。"阐明了眼和脏腑之间的整体关系，主要通过经络沟通内外，贯穿上下，并通过经络将气血津液源源不断地输送至目窍。《灵枢·经脉》中曰："膀胱足太阳之脉，起于目内目眦，上额交巅""胃足阳明之脉，起于鼻，交頞中""小肠手太阳之脉，其支者，从缺盆循颈上颊，至目锐眦，却入耳中""大肠手阳明之脉，其支者，从缺盆上颈，贯颊，入下齿中；还出挟口，交人中。左之右、右之左，上挟鼻孔"。指出足太阳经、足阳明经、手太阳经及手阳明经的起止、交接及循行于目内眦。此外，手太阳经、手少阳经和足少阳经的起止、交接及循行于目外眦。与目系有联系的经脉还包括足厥阴肝经、手少阴心经及足太阳膀胱经。而奇经八脉中与眼睛直接有关系的主要有任脉、督脉、阴跷脉、阳跷脉及阳维脉。

综上所述，人体之所以是一个有机整体，是因为脏与脏、脏与腑、腑与腑之间，均是通过经络相互联系，它们在生理上相互协调和相互依存。眼和经络的关系极为密切，针刺本身具有调节经络、脏腑、气血的功能；并且从西医学角度分析，针刺能够刺激麻痹的眼神经，增加神经的放电量，加速神经的传导速度，同时可以直接兴奋麻痹肌，提高麻痹肌的肌张力，改善眼部的血液循环，促进受损的眼神经和眼外肌的修复功能。因此，针刺治疗本病疗效较好，可为临床治疗提供新的诊疗思路。

五、麻痹性斜视的其他中医外治法有哪些？

（一）穴位贴敷

用复方牵正膏敷贴患侧太阳、下关、颊车穴，先太阳后下关再颊车，每次1穴，每穴治疗间隔7~10日，适用于风痰阻络证。

（二）推拿治疗

患者取仰卧位，医者坐于患者头侧，双手拇指分别按揉百会、睛明、攒竹、鱼腰、太阳、瞳子髎、丝竹空、风池等穴；再用双手拇指指腹分抹眼周。上述手法反复交替使用，每次治疗约20分钟。然后患者取坐位，医者在患者背部点揉肝俞、胆俞及对侧合谷、下肢光明穴5~10分钟。全套手法治疗时间30分钟，每日1次，10日为1个疗程。

（三）眼周刮痧治疗

患者平躺，闭上眼睛，医者坐于患者头顶前方，选定区域涂抹面部刮痧乳，用刮痧板自眉心沿眉弓走形刮至发际，自内眦沿颧骨走形刮至发际，自额头正中心刮至发际，手法平补平泻，点刺激印堂、睛明、攒竹、鱼腰、四白、阳白、太阳、头维穴。用力柔和，以酸胀为度。每次5~10分钟。

（四）耳穴治疗

耳穴取眼、肝、肾、皮质下，外斜视者加目外眦、目2；内斜视者加目内眦、目1。选准穴位后，局部常规消毒，将王不留行籽用胶布贴于患者耳廓穴位上，每日自行按压3~4次，每次以局部有痛、胀、热感为度，2~3日换帖1次。

（五）离子导入治疗

活血化瘀药物（丹参、红花注射液等）离子导入治疗。

六、中西医结合治疗麻痹性斜视的优势如何体现？

（1）获得性麻痹性斜视作为眼科常见病，近年来受到越来越多研究者的关注，因其发病原因复杂，目前临床上缺少安全性高、疗效确切的治疗措施。

（2）西医的治疗方法可以使神经及眼外肌的功能得到一定程度的恢复，但疗效有限，极易出现全身的用药不良反应，降低生活质量，手术治疗的效果也难以预测。中医治疗的手段较多，对于无论是神经源性、肌源性还是机械性麻痹性斜视均可以起到一定的治疗效果，尤其是以针灸为主的中医外治法治疗，能够迅速改善患者眩晕、眼部不适等症状，加快麻痹肌肉的恢复。故越来越多的学者看好中西医结合治疗，在患病早期就开始采用中医治疗进行干预。

（3）获得性麻痹性斜视患者治疗中，临床上中西医结合往往是以西医解除致病因素后或同时开展。当中医作为首选治疗方法时，需要排除肿瘤占位性病变、外伤机械性肌肉嵌顿、手术或外伤后眼外肌离断、眼外肌明显萎缩、恶性甲状腺相关眼病、肿胀的眼外肌诱发视功能急剧损害等特殊情况，尤其不建议在未明确具体病因下盲目应用。

第四节 获得性麻痹性斜视预防和保健

一、获得性麻痹性斜视若不治疗可以自愈吗？何时进行手术治疗？

目前尚未有研究显示本病具有自愈性。获得性麻痹性斜视的病因诊断较为困难，详细的病因检查和病史调查显得十分重要。应完善好血常规、肝肾功能、血糖、血脂的检验，怀疑甲状腺相关眼病者需检查甲状腺功能及相关抗体、眼眶MRI，怀疑重症肌无力者应行新斯的明实验、胸部CT等，有明确外伤史者行眼眶CT。如病因已明确，经过病因治疗或病情已停止进展，保守治疗6个月以上无效时，可考虑手术治疗。

二、获得性麻痹性斜视的预防与调护方法有哪些？

（一）饮食

老年患者应避免高脂、高糖、高盐饮食，以及戒烟限酒；脾胃虚弱者加强饮食调理。可以选择含有维生素A丰富的食物、绿色蔬菜、胡萝卜素丰富的食物（如南瓜、卷心菜、胡萝卜）。遵医嘱，定期复查，按时服药。服药期间不宜辛辣、腥腻饮食。

（二）运动

加强体育锻炼，适量运动，运动可以增强体力，增强抗病能力。

（三）心理

注重眼部护理，注意不要乱揉眼睛，注意眼部卫生，注意避免过度劳累、紧张、恼怒等较大的精神刺激，保持乐观情绪。

第十章

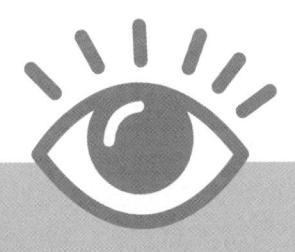

老 视

第一节 老视的基础知识

一、何谓老视？与哪些因素有关？

随着年龄增长，晶状体逐渐硬化，弹性减弱，睫状体的功能逐渐减低，从而引起眼的调节功能逐渐下降。常于40~50岁开始出现阅读等近距离工作困难，这种由于年龄增长所致的生理性调节减弱而导致视近困难称为"老视"。

老视是由人眼调节能力下降造成的，年龄是影响人眼调节能力的主要因素。人眼的调节是通过眼内晶状体的变凸实现的。由于晶状体赤道区上皮细胞不断产生新纤维，向晶状体两侧添加新的皮质，同时把老纤维挤向核区，晶状体在人一生中不断增大，随着年龄的增长，硬度逐渐增加，弹性逐渐下降，在睫状肌的舒缩下其变形能力下降，调节力下降。

老视与屈光不正状况相关。远视眼人群比近视眼人群出现老视的时间早且症状更明显。年轻时没有近视的人往往有轻度远视，这类人出现老视的年龄偏早，在40岁左右甚至更早。而有近视的人尤其是近视眼镜度数未配足的人老视症状不明显。但同是近视，戴隐形眼镜的人老视症状更明显。

老视与用眼需求和工作距离有关。从事精细目力工作的人近距离用眼需求大，注视的距离比较近，比从事远距离目力工作的人更容易出现老视症状。比如长期做账的财会人员，长期批改作业、写备课笔记的教师及其他一些文字工作者都是老视的早发人群。

药物对老视也有一定的影响。长期使用胰岛素，服用抗焦虑药、抗抑郁药、抗精神病药、抗组胺药、抗痉挛药和利尿药的患者，由于药物对睫状肌的作用造成晶状体调节能力减退，会较早出现老视症状。

老视与地理位置相关，生活在赤道附近的人较早出现老视症状，这与赤道附近过强紫外线导致晶状体变性有关。

二、老视的发病机制是什么？

老视的发生与人眼调节能力下降有密切关系。关于调节机制有Helmholtz假说和Schachar假说。

（一）Helmholtz假说

当视远时，睫状肌松弛，悬韧带紧张，晶状体较扁；而当视近时，睫状肌收缩，悬韧带松弛，晶状体借弹性变凸，导致屈光力增大。大部分学者接受这种假说，认为随年龄增长晶状体弹性下降，当悬韧带松弛时，晶状体不能很好地借弹性变凸，所以调节力下降而引起视近困难。

（二）Schachar假说

Schachar假说认为晶状体悬韧带分前部、赤道部和后部3部分。人眼在调节时，睫状肌收缩，前后部悬韧带松弛，赤道部悬韧带紧张，赤道部张力增加，移近巩膜，所以晶体周边变扁，而中央变凸，屈光力增加。随年龄增长，晶状体赤道部直径增加，睫状体与赤道部间的距离逐渐减小，有效收缩距离减小，从而调节幅度下降，出现老视。

晶状体硬度增加也是老视的一个发病机制。晶状体在年轻人中，皮质比细胞核硬，老年人细胞核比皮质更硬，细胞核和皮层的硬度在35~40岁是相等的；这可能是40岁左右出现老视症状的原因之一。

三、中医如何认识老视？

老视属于中医学"能远怯近"范畴。《医宗金鉴》提到"近视昏朦远视明，阳光有余损阴精"。张景岳在《景岳全书》中曰："目不能近视者，阴气不足也。"王文之在《眼科百问》中提到"肾虚不能近视者，年老人多有之"。老年人"天癸"逐渐衰竭，肝肾精气亏耗，不能上荣眼目。总之，年老之人，阴常不足，阴精不足，则视近模糊。

第二节 老视怎么诊断

一、病史

发生于 40~45 岁以上中老年人，与年龄、工作性质、屈光状态等有关。

二、症状

视远正常，视近不能持久或不清，阅读需要更强的照明。某些患者甚至出现眼胀、头痛等视疲劳症状。

三、体征

（1）远视力好于近视力：远视力及近视力检查。

（2）戴镜后视近明显改善：综合验光仪进行视远验光，依视远验光结果进行调整老视所用透镜。

（3）调节功能减退。调节功能包括调节反应、相对调节、调节灵敏度、调节幅度。

调节反应：是人眼对某一刺激所产生的实际调节量。当调节反应大于调节刺激时为调节超前，调节反应低于调节刺激时为调节滞后。常用测量方法有FCC法、动态检影法、红外线自动验光仪。正常参考值范围：+0.25DS~+0.75D。

相对调节：是反映人双眼在集合保持固定的情况下能放松或增加调节的能力。分为正相对调节（PRA）及负相对调节（NRA）。PRA是在集合保持固定的情况眼睛能做出的最大调节量，NRA是在集合保持固定的情况眼睛能放松的调节。正常参考范围NRA/PRA：+200DS/-2.50DS。

调节灵敏度（AF）：又称调节灵活度，是调节刺激在不同水平变化时所作出的调节反应速度。方法：在两个不同调节刺激水平交替变换时，测量每一分钟能看清目标的循环数。参考值双眼 11cpm，单眼 8cpm，两眼相差小于 2cpm。可用蝴蝶镜、反转拍、翻转拍测量，先双眼后单眼。

调节幅度（AMP）：调节近点与调节远点之间的距离，用屈光度表示。调节远点为光学无穷远处，调节近点为产生最大调节反应的调节刺激位置。测量方法有改良移近（移远）法、负镜片法。AMP常随年龄和距离而改变，一般35岁AMP应为6.25D，40岁AMP应为5.00D，可根据Hofstetter公式进行计算：最小AMP＝15−0.25×年龄，平均AMP＝18.5−0.3×年龄，最大AMP＝25−0.4×年龄。33cm调节需求3.00D，40cm调节需求2.50D。

第三节 老视怎么治疗

老视的主要治疗措施有框架眼镜矫正、角膜屈光手术、屈光性白内障手术、透明晶体超声乳化或飞秒激光辅助超声乳化晶体吸除联合功能性人工晶体植入术和中医治疗等。

一、老视配镜治疗的现况如何？

（一）框架眼镜

配戴框架眼镜以补偿调节力的不足，主要有单光镜、双光镜和渐进多焦点镜三种基本类型。

1. 单光镜

单光镜即单焦点凸透镜，最为普及的框架透镜。优点是价格便宜、对验配要求低，缺点为只可用于视近、使用欠方便。一般规律正视眼 45 岁左右约需 +1.50D 花镜，50 岁左右约需 +2.00D，60 岁以上约需 +3.00D。

2. 双光镜

双光镜具有两个焦点的透镜，上半看远下半看近，中间存在"分界线"。尽管解决了远视力、近视力的问题，但存在像跳和像位移的光学缺陷，且影响美观，临床已基本淘汰。

3. 渐变多焦点镜

渐变多焦点镜的镜片光学区分远光区、过渡区、近光区三部分，在所有距离均可提供清晰视觉，逐渐弥补了单光镜和双光镜的缺陷，临床上已被越来越多的患者所接受。但渐变多焦点镜使用时需改变用眼习惯，需从视远区、过渡区、视近区中央视物，用头位运动来替代眼球水平运动，且镜片与角膜顶点存在一定距离，特别是高度数镜片放大率大，配戴者容易有不适感和眩晕感，需要适应过程。

（二）角膜接触镜

角膜接触镜主要分同时视型和单眼视型。接触镜的选择和全面的预配评估在多焦点镜片配戴中非常重要，因为患者满意度在很大程度上依赖于镜片中心、瞳孔大小、视觉光学和神经适应性。但角膜接触镜费用较高、验配维护较复杂，需要患者频繁摘戴，有损伤角膜、增加感染风险的可能。

（1）同时视型主要有双焦镜、多焦镜，这类接触镜较适合视远屈光度正常的配戴者。

（2）单眼视型又称为一远一近视力型，一般将主视眼作为视远眼，非主视眼作为视近眼。

二、老视的药物治疗有哪些？

（一）促进睫状体收缩的副交感神经激动剂

眼的调节功能主要是通过改变晶状体的凹凸度完成。视远时，睫状肌处于松弛状态，晶状体悬韧带保持一定的张力，在悬韧带的牵引下，晶状体形状相对扁平；视近时，环形睫状肌收缩，晶状体悬韧带松弛，晶状体由于弹性而变凸。因此，睫状肌的收缩能力与眼的调节功能密切相关，而睫状肌主要受副交感神经支配。副交感神经激动剂可促进睫状肌收缩，增加调节作用，改善近视力。但该类药物有一定的局限性。首先，此类药物主要增强睫状肌的功能，对调节能力的增强是间接的，晶状体的弹性并未改善；其次，副交感神经激动剂可刺激前部葡萄膜释放前列腺素，可能引起眼部炎症反应、睫状肌和虹膜色素丢失、瞳孔后黏连或瞳孔固定，甚至导致闭角型青光眼发作；睫状肌痉挛性收缩，可引起近视漂移、头痛等不适。

（二）降低晶状体硬度的抗氧化剂——硫辛酸

随年龄增长，晶状体的二级纤维持续增多，晶状体内蛋白质巯基与谷胱甘肽巯基及半胱氨酸之间二硫键增多，导致晶状体硬度增加，弹性降低。

R硫辛酸是一种外源性的抗氧化剂，可被晶状体内的谷胱甘肽还原酶及硫氧蛋白还原酶还原成二氢硫辛酸，用来清除活性氧及含氮物质，使细胞内抗氧化物质如谷胱甘肽及半胱氨酸再生，并降低二硫键水平，降低晶状体硬度，使晶状体恢复弹性。

三、老视的角膜手术有哪些？

（一）PresbyMAX老视矫正术

PresbyMAX老视矫正术即多焦点准分子激光原位角膜磨镶术，通过多焦点准分子激光切削改变角膜形状，利用负球差形成能够同时视近和视远的多焦点角膜平面，改善老视患者的远、近视力。

治疗适应证为散瞳验光等效球镜+5.0D至-5.0D；散光≤-3.0D；视近附加度数+1.25D至+2.5D；最佳视远矫正视力≥0.8；近附加+1.50D时视近时最佳矫正视力≥J4；明视瞳孔直径2.5～3mm。

（二）融合视觉老视矫正术

为准分子激光机特有手术方式，运用单眼视和波前像差引导相结合，即主视眼矫治至正视，用于看远；非主视眼矫治至轻度近视（-1.5D），用于看近。使用波前优化的切削模式增加每只眼睛的景深，从而为整个角膜光学区创建连续的屈光力梯度，其结果是为每位患者创建一个近距离和远距离视力图像的个性化融合，也就是"融合区"。治疗适应证范围从-8.0D至+2.0D，包括正视眼和老视加散光的患者（+2.0柱镜以内）。

（三）热传导角膜成形术

用射频电流使角膜周边部胶原组织产生瘢痕性收缩，形成中央高、周边低的角膜形态，增强中央角膜屈光力，达到治疗老视的效果。术中根据患者屈光度的不同，可选择增减治疗点。热传导角膜成形术作为治疗老视的手术方式，安全性较角膜制瓣或切削更加安全，但因其疗效有限且不能精确计算、术后回退较明显，临床应用较少。

（四）激光角膜热成形术

所用激光主要包括二氧化碳激光、钬钇铝石榴石激光、半导体激光、铒玻璃像束激光、一氧化氮氟化镁激光。激光角膜热成形术是利用激光的光热效应使周边部的角膜胶原纤维皱缩，周边部角膜变平，中央部角膜代偿性变凸，达到矫正老视的目的，较热传导角膜成形术更安全，但激光角膜热成形术产生的热印迹不均匀，没有热传导角膜成形术一致，术后屈光回退明显，且仅限用于矫正轻度远视，所以激光角膜热成形术应用相对较少。

（五）飞秒激光角膜基质内环形切开术

采用飞秒激光在非主视眼视轴区 2~4mm 范围内基质层制作 5 个同心圆，使中央区在眼压作用下轻度变凸 1~2D，在眼压的作用下中央角膜向前轻微膨出，使得前表面更陡，从而改善近视力。没有手术切口、对眼内结构影响较小，愈合快，角膜抵抗力强临床效果明显。研究显示该方法是一种安全、有效、可预测性好的新兴老视矫正手段。

（六）角膜层间植入术

角膜植入物通常放在角膜瓣下或飞秒激光制成的小囊袋内，增加景深，提高近、中视力及图像的分辨率，远视力保持不变。此手术操作可逆，并且植入物的度数可调整，并发症包括远视漂移、眩光、角膜变薄、溶解等。飞秒激光的引入，生物材料技术的提高，避免了角膜坏死、上皮和基质层乳化、新生血管形成、植入物偏移以及角膜营养相关的并发症，该方法值得关注。

四、老视的晶状体手术有哪些？

（一）屈光性白内障手术

白内障超声乳化或飞秒激光辅助超声乳化白内障吸除联合功能性人工晶体植入术，适用于白内障合并老视患者，摘除混浊的晶状体，同时植入功能性人工晶体。功能性人工晶体的植入不仅解决白内障问题，还可以使患者脱镜的同时既能看远又能看近，使患者不仅看得见而且看得好。功能性人工晶体分为散光矫正及非散光矫正两大类，散光矫正的功能性人工晶体又分为双焦点散光晶体及三焦点散光晶体；非散光功能性人工晶体按成像原理分为折射型人工晶体、衍射型人工晶体、折衍结合人工晶体、连续视程人工晶体。每种晶体的特性不同，其中代表性人工晶体有 Lisatri839、PanOptic、Symfon。这三种晶体均可使患者获得远中近全程视力。

（二）透明晶体超声乳化或飞秒激光辅助超声乳化晶体吸除联合功能性人工晶体植入术

适用于 40 岁以上中高度近视或中高度远视合并老视的透明晶体且要求摘镜患者。术后达到看远、看近且能摘镜的目的。

(三)白内障超声乳化或飞秒激光辅助超声乳化白内障吸除联合可调节型IOL植入术

可调节型IOL利用人眼原有的调节功能，使植入的IOL产生前后轴向移动，产生一定的调节力，即依赖于睫状肌的收缩引起的伪调节。获得的调节量将取决于不同的因素，例如囊内光学器件的位置、后房的深度和人工晶状体的光焦度。变形可调节型IOL通过改变IOL自身的形状来实现屈光度的变化，近年来变形IOL的研究采用了多种原理，例如通过特定波长光线照射，使屈光力发生变化的光可调节IOL；在体温下可迅速恢复形状而充满囊袋，形成与自然晶状体相同形态和调节原理的温度记忆式IOL；利用一对磁铁的微磁场斥力作为驱动力进行原位调节，并可以反复修正IOL屈光状态的磁性IOL；使用流体材料注入中空的IOL光学部和袢，通过睫状肌作用来促进IOL内流体位移的注入式IOL，以及电子IOL等。可调人工晶体的视觉质量较满意，不会出现闪光幻视现象或对比敏感度丧失。然而，精确测量它们的实际调节能力是非常复杂的。因为伪调节机制，如瞳孔缩小或球面像差的变化，也有助于改善这些透镜固有的焦深。一些超声研究表明，光学器件的实际前向位移不足以向眼睛提供显著的调节幅度，因此它们的作用机制通常也被认为是伪调节的。

五、老视的巩膜手术有哪些?

(一)巩膜扩张术

巩膜扩张术是基于Schachar调节理论，应用巩膜扩张带重建晶状体赤道部与睫状肌之间的生理空间，使前部睫状肌纤维扩张而增加调节。有研究者认为巩膜扩张术治疗老视仅改变了术眼的焦点深度，调节力并未得到改善。但也有研究者认为，巩膜扩张带安放位置恰当，老视眼的调节幅度就能最大限度地恢复。

(二)睫状体前巩膜切开术

睫状体前巩膜切开术是在睫状体前巩膜做放射状切口，扩张巩膜，使晶状体与睫状肌之间的距离加大，增加调节能力。且巩膜扩张后，原来皱缩状态的悬韧带和晶状体前囊得到一定程度的伸展，晶状体囊对晶状体皮质有重塑作用，可使晶状体中央部厚度增加。该方法明显减弱了眼球的完整性，术后若遭受眼外伤，眼球破裂的危险就增加。

（三）激光老视逆转术

巩膜睫状体激光前切除术是巩膜激光微切除手术，用Er：YAG红外激光在巩膜上形成微孔（直径600μm），厚度为巩膜厚度的85%~90%（500~700μm），增加巩膜组织在睫状肌收缩期间的可塑性和依从性。手术的主要危险因素是巩膜意外微穿孔，眼压降低及非持续性轻度结膜下出血。

（四）巩膜扩张带植入术

用钻石刀或一次性巩膜切开器在4个象限巩膜壁上制作纵向小囊袋，将4个米粒大小的植入物放入其内，通过植入物对巩膜施加的张力扩大前睫状体纤维至晶状体赤道部的空间，增加睫状肌的工作距离，术后经视近训练恢复睫状肌力量，提高调节力。

尽管巩膜手术的理论依据仍有争议，但人们对使用激光巩膜微切除和巩膜微插入的巩膜介入治疗越来越感兴趣。

六、老视的西医治疗目前有哪些难点及问题？

老视角膜屈光手术及晶体相关的屈光手术日益成熟，已被越来越多的患者所接受，但角膜手术存在矫正老视范围局限问题，且存在术后眩光、光晕等视觉干扰可能。而且随着年龄的增长，患者的老视度数也持续增长，手术矫正无法保证患者获得持久而稳定的近视力。

目前功能性人工晶体尽管能使患者获得全程视力，但这种全程视力是在一定范围或远、中、近两个或三个定点的聚焦，与我们自然晶体从远至近每一点的聚焦是完全不同的，且可能出现一些不良视觉干扰，影响患者的视觉质量。

框架眼镜目前仍是矫正老视的主要手段，但存在生活不便及影响美观问题。

无论是框架眼镜还是手术，虽然能够改善患者的视近障碍，但未能解决双眼调节能力降低的根本问题。

老视的药物治疗方法主要聚焦在增加睫状肌的收缩力及恢复晶状体弹性等方面，以期达到恢复眼部调节的目的。这些药物仍然有很多不足之处，比如，仅针对老视发生及发展中的一个或者几个因素，药物作用不够全面。其次，上述药物大多数是组合性药物或固定配方，各种药物如何组合，药物的最佳浓度是多少，药物之间是否会产生反应，其远期疗效、药物安全性及患者的依从性如何，是否会有停药反应等问题还需要进一步研究。

七、中医如何辨证论治老视？

辨证分型：肝肾虚衰证。

辨证要点：肝肾不足，致使目中光华散漫不收，故出现视远尚清、视近模糊，或用眼后感眼球酸痛，有视疲劳症状；或兼见头晕耳鸣、腰膝酸软、口咽干燥；舌红少苔，脉细数。

治法：补肝益肾。

1. 杞菊地黄丸

组成：熟地黄 24g、山茱萸 12g、山药 12g、泽泻 9g、茯苓 9g、牡丹皮 9g、枸杞子 9g、菊花 9g。

2. 地芝丸

组成：生地黄 240g、天冬 240g、枳壳 120g、甘菊花 120g。

3. 五子衍宗丸合二至丸

组成：女贞子 30g、墨旱莲 30g、枸杞子 40g、菟丝子 40g、覆盆子 20g、五味子 15g、车前子 20g。

八、治疗老视常用的中成药是什么？

杞菊地黄丸是治疗老视常用的中成药。

（1）规格：①小蜜丸：每瓶装 120g。②浓缩丸：每 8 丸相当于原药材 3g。③水蜜丸：每 10 粒重 2.4g。④大蜜丸：每丸重 9g。

（2）用法与用量：①小蜜丸：一次 9g，一日 2 次。②浓缩丸：一次 8 丸，一日 3 次。③水蜜丸：一次 6g，一日 2 次。④大蜜丸：1 次 1 丸，一日 2 次。

九、针灸治疗老视如何选穴？

针灸选穴：主穴取百会、风池、三阴交；配穴取肝俞、肾俞、心俞、脾俞、睛明、阳白、承泣、合谷、光明、养老（表10-1）。每次主穴、配穴各 2~3 个，留针 10~15 分钟。

表10-1 老视针灸治疗常用穴位

穴名	位置	归经及功效
睛明（BL1）	眼内眦角上方凹陷处	手太阳小肠经、足太阳膀胱经、足阳明胃经、阳跷脉与阴跷脉的会穴；功效：祛风，清热，明目
阳白（GB14）	前额部，当瞳孔直上，眉上1寸	足少阳胆经，足少阳、阳维脉交会穴；功效：疏风清热，清头明目
合谷（LI4）	拇指、食指张开，以另一手拇指关节横纹放在虎口边缘上拇指尖到达处	手阳明大肠经；功效：清热解表，明目聪耳，通络镇痛
光明（GB37）	小腿外侧，外踝尖上5寸腓骨前缘	足少阳胆经之络穴；功效：祛风利湿，益肝明目
养老（SI6）	以手掌面向胸，当尺骨茎突桡侧骨缝凹陷中	手太阳经之郄穴；功效：清头明目，舒筋活络
承泣（ST1）	瞳孔直下，当眼球与眶下缘之间	足阳明胃经；功效：祛风散热，疏邪明目
风池（GB20）	颈后枕骨下，与乳突下缘相平，大筋外侧凹陷处	足少阳胆经；功效：平肝息风，清热解表，清头明目
百会（DU20）	头顶正中线与两耳尖连线的交叉处	督脉经穴；功效：醒脑开窍
肝俞（BL18）	在背部第9胸椎棘突下，旁开1.5寸	足太阳膀胱经；功效：疏肝理气、利胆解郁
肾俞（BL23）	在背部第2腰椎棘突旁开1.5寸	足太阳膀胱经；功效：益肾助阳，强腰利水，调肾气，强腰脊，聪耳目
心俞（BL15）	在背部第5胸椎棘突下旁开1.5寸	足太阳膀胱经；功效：通调血脉，宽胸理气，养心安神，开舌窍，利小便
脾俞（BL20）	在背部第11胸椎棘突下旁开1.5寸	足太阳膀胱经；功效：利湿升清，健脾和胃，益气壮阳
三阴交（SP6）	小腿内侧，当足内踝尖上3寸	足太阴脾经、足少阴肾经、足厥阴肝经交会穴；功效：健脾益血，调肝补肾，安神助眠

十、老视的其他中医疗法有哪些？

（一）中药熏蒸

桑叶、菊花、枸杞子、白芷、羌活、薄荷各20g，加水500mL，大火熬至沸腾，用文火煎5分钟，药汁滤渣后备用。将纱布剪成8cm×20cm的长条形，折叠成 5 层浸入余下的药汁中，浸透后取出拧至半干，展平覆盖双眼；蒸气仪中倒入药汁 300mL 熏蒸，每次 10 分钟。

（二）点穴按摩

根据健脾、调肝、补肾的防治原则，选用太阳、鱼腰、印堂、承泣、四白、瞳子髎、阳白、睛明、攒竹，每周 2 次，每次 20 分钟。

（三）耳穴压豆

选用眼、肝、肾、脾、目 1、目 2、皮质下、额区。每次选 3~4 穴进行治疗，3 天换 1 次，两耳交替进行。嘱咐患者每天按压 3~5 次。

（四）中药粉外敷

将龙胆草、槐角、当归尾、生地黄、天冬、甘菊花、枳壳、赤芍、生珍珠各 10g，研末过 150 目筛，精制提纯，加入冰片少许、蜂蜜适量调成软膏状，均匀涂于折叠成 2 层的 8cm×20cm 长条形敷料上，上界眉上一横指，下界鼻上一横指，两边至太阳穴，敷 20 分钟左右，待药膏自然干裂时为止。

（五）按摩青灵穴

每天按摩青灵穴 300 次左右。青灵穴位于尺侧肘横纹上 3 寸处，"青"的意思是青青之气，生机无限。而"灵"，古人说"阴之精气曰灵"，"阴之精气"就是构成人生命的最根本物质。因此，按摩青灵穴可以使人生机焕发，有补充阴精的功效。

十一、中医治疗老视有哪些优势？

中医药能够改善患者的肝肾功能，从根本上改善患者的调节力，即中医治疗具有标本兼治、调理脏器、改善症状的作用，虽然起效速度不及手术，但中医治疗操作缓和，对患者刺激较小，更适合老年人群。

十二、中西医结合治疗老视有哪些优势？

中西医结合治疗是治疗老视的有效方法。中医主要采用中医综合疗法包括中药、药膳、中医适宜技术。西医方法有配戴老视矫正眼镜药物及手术。

配戴老视眼镜联合中医药治疗，不仅能够快速而明显地改善患者老视不适症状，而且可从根本上调理患者肝肾功能，改善其调节力，延缓老视进展。

老视主流手术有多焦点准分子激光原位角膜磨镶术、融合视觉老视矫正术、晶状体摘除联合功能性人工晶体植入术等，术前采用腕踝针、耳豆压丸等中医适宜技术，缓解患者紧张情绪及术中疼痛感，提高手术安全性。术前、术后采用除风益损汤加减抑制术后炎症反应，促进视觉质量恢复。应用补益肝肾中药、药膳或针灸按摩等改善患者的肝肾功能，延缓老视进一步进展。

第四节 老视预防和保健

一、老视的预防保健方法有哪些？

（一）饮食注意补肾养肝

1. 猪肝红花丸

取猪肝 250g、红花 10g，一同剁碎后掺入淀粉，揉搓成丸子，蒸熟即可食用。

2. 黑豆粥

取粳米 100g、浮小麦 50g、黑豆 100g。用纱布包裹浮小麦，与黑豆一同煎煮；黑豆开花后去掉黑豆壳、浮小麦渣滓；将粳米加入锅中，煮成粥后温热食用，具有滋补肝肾之效。

3. 枸杞蒸蛋

取鸡蛋 2 枚、枸杞子 20g，按常规蒸蛋方式蒸熟。有助于改善老花眼造成的眼花、头晕症状。

4. 女贞子粥

取粳米 200g、枸杞子 30g、女贞子 30g，枸杞子与女贞子小火 30 分钟煮沸，去渣滓后放入冰糖和粳米，熬粥食用。

5. 胡萝卜粥

取粳米 200g、胡萝卜 100g，熬粥食用。

（二）适量活动

适量活动增强全身血液循环，避免过度疲劳，保证睡眠充足。

（三）养成良好的用眼习惯

掌握正确阅读方法，阅读的时间不能过长，注意眼部休息与放松，用眼过度不仅耗精，而且耗神。避免强光对眼睛的刺激。

（四）按摩明目

早晨起床后和就寝前，用双手的中指对准太阳穴，无名指对准鱼腰穴，小指对准攒竹穴，闭眼，适当有节奏地施加压力，按压时略带旋转动作，每次按摩5分钟，能解除眼肌疲劳，使眼睛明亮。

（五）揉搓头皮

用双手抱头，揉搓头皮各处明目的穴位，能使头脑清醒，眼睛明亮。也可用击鼓法，即用双手指腹敲打头的各处。

（六）运目眨眼

日常空闲时间可利用眨眼来活动眼肌，能促进眼内血液循环、活动晶状体和睫状肌。具体方法为闭眼时竭力挺胸，坚持几秒后再放松，如此反复操作。

参考文献

[1] 杨笑天，侯勇生，王朝.眼科诊疗技术与临床[M].北京：中国纺织出版社，2024.

[2] 刘娜，吕高波，王艳红，等.眼科手术技巧与临床实践[M].青岛：中国海洋大学出版社，2024.

[3] 周德生，张梦雪，肖志杰，等.临床整合疾病学[M].长沙：湖南科学技术出版社，2024.

[4] 张丽.眼科常见疾病诊治理论与实践[M].长春：吉林科学技术出版社，2023.

[5] 陈陟.常见眼科疾病诊疗技术[M].上海：上海科学普及出版社，2023.

[6] 余芳，何军玲，黎美婵，等.眼科疾病诊治与病例解析[M].南昌：江西科学技术出版社，2023.

[7] 张翠英，王丽娟，张华，等.临床眼科疾病检查与治疗[M].上海：上海交通大学出版社，2023.

[8] 韩冰，冯国建，马锋伟，等.常见眼科疾病诊断与治疗[M].哈尔滨：黑龙江科学技术出版社，2023.

[9] 孟祥波，王芳，边俊杰，等.现代眼科疾病治疗精要[M].上海：上海交通大学出版社，2023.

[10] 梁丽芳，汤学付，曾敏智，等.眼科疾病诊疗思路与典型病例精解[M].南昌：江西科学技术出版社，2023.

[11] 宋学英，郭建莲，尉明花，等.眼科实用技术与疾病诊治[M].上海：上海交通大学出版社，2023.

[12] 林相强，茹秀华，徐红，等.眼科常用检查技术与疾病治疗[M].哈尔滨：黑龙江科学技术出版社，2023.

[13] 王莉，储三军，贾飞.眼科常见疾病诊断与治疗精要[M].上海：上海交通大学出版社，2023.

[14] 毕雪，张鹏，王洪霞.眼科综合诊疗精要[M].北京：中国纺织出版社，2023.

[15] 李沐岩.实用眼科学理论基础与实践[M].上海：上海交通大学出版社，2023.

[16] 贾智艳，李相军，滕贺.眼科基础与临床实践[M].北京：中国纺织出版社，2023.

[17] 陈景尧.现代眼科学理论与临床诊疗指南[M].长春：吉林科学技术出版社，2023.

[18] 冯霞，马王红，郭红芳.眼科学基础与临床[M].上海：上海交通大学出版社，2023.

[19] 姜浩.眼部健康与疾病防治[M].天津：天津大学出版社，2023.